市民のための
お酒とアルコール依存症を
理解するためのガイドライン

［監修］樋口 進
［著者］長 徹二

慧文社

目次

まえがき	13
<u>第1部　知識編</u>	19
お酒の歴史	20
お酒に関する基礎知識	24
お酒と上手につきあうために	27
お酒による身体の病気	31
お酒が脳に与える影響	35
女性・高齢者・若者について	37
お酒と睡眠	41
アルコール依存症とその治療	44
お酒がまねく精神疾患	49
飲酒運転について	52

第2部　お酒・アルコール依存症に関するよくある質問 55

第1章　お酒に関するQ&A　　　　　　　　　56

Q．「酒は百薬の長」って本当ですか？　　　　56

Q．お酒の脳への作用について教えて下さい　　57

Q．適正飲酒量という基準があるのですか？　　58

Q．私の知人は「節度ある適度な飲酒」より多く飲んでいるけど、どうすればいいですか？　　59

Q．「節度ある適度な飲酒」はわかったけど、アルコール量の計算って難しいですね　　61

Q．適量を頭でわかっていても、つい飲み過ぎてしまいます。どうすればいいですか？　　62

Q．飲酒した時に感情のコントロールができなくなる人は、どうしたらいいですか？　　63

Q．お酒を飲んだほうが本音で何でも話せると言いますが、本当ですか？　　64

Q．先輩や上司など目上の人に勧められると断りにくいのですが、どうすればいいですか？　　65

Q. お酒は飲んでどのくらいたつと分解されますか？　68

Q. 食事を摂らずにお酒を飲むとすぐに酔ってしまうのは
何故ですか？　69

Q. ビールは痛風によくないと聞きました。
焼酎の方がいいのでしょうか？　70

Q. 眠れない時にお酒を飲む習慣があるのですが、大丈夫でしょうか？　71

Q. 向精神薬（脳に作用する薬）を服用している方が習慣的に飲酒したら、体に影響がありますか？　72

Q. チャンポン（様々な種類のお酒を飲むこと）は悪酔いするのはどうしてですか？　73

Q. お酒を買いに行く→飲んで酔う→なくなると買いに行く、という行動を1日のうちに何度も繰り返す人がいますが、どうしてでしょうか？　73

Q. 親が酒飲みだと子供もそうなることが多いのはどうしてですか？ 74

Q. 家族の飲酒量が増えていて心配です。
どのような言葉をかければ良いですか？　76

Q. 未成年の飲酒はどうして禁じられているのですか？ 77

Q. ノンアルコール飲料は、未成年者も飲んでいいのですか？ 79

Q. お酒を飲み続けると認知症になるのでしょうか？ 79

Q. 喫煙しながらの飲酒は良くないと聞きますが、どうしてですか？ 80

Q. 別居中の家族が飲酒後に電話をかけてきて、翌日覚えていないことがあります。どのように対応したらよいですか？ 82

Q. お酒を飲める人と飲めない人がいますが、何か判別する方法はありますか？ 83

アルコールパッチテスト　　　　　　　　　　　　　85

第2章　アルコール依存症に関する Q&A　　　　87

Q. アルコール依存症になったら自分で気が付くものですか？ 87

Q. アルコール依存症は脳の病気であるという面を
　詳しく教えて下さい 88

Q. 酒好きとの違いはなんですか？
　どこからが依存症ですか？ 89

Q. アル中とアルコール依存症って違うのでしょうか？ 90

Q. からみ酒など酒癖が悪い人とアルコール依存症を抱える人との違いは何ですか？ 91

Q. アルコール依存症はいつ頃からあった病気ですか？ 91

Q. アルコール依存症が疑われる家族や知り合いがいる時、どこに相談すればいいでしょうか？また、一緒に相談に行くにはどのように声をかければいいのでしょうか？ 93

Q. アルコール依存症になると脳が萎縮すると聞いたのですが本当ですか？ 94

Q. アルコールの問題があれば、入院しないといけないのでしょうか？入院すればすぐに治りますか？ 95

Q. アルコール依存症だけでなく、認知症も抱えており、お酒をやめるように言っても覚えていないのですが、どうしたらいいでしょうか？ 97

Q. アルコール依存症の治療はいつまで続けるものなのでしょうか？ 98

Q. アルコール依存症になったら1滴も飲んじゃいけないの？治療は断酒しかないのでしょうか？ 101

Q. 昼間からお酒を飲んでいるホームレスの人たちを見かけるのですが、アルコール依存症を抱える人は多いのでしょうか？ 103

Q. お酒を飲み続けたら強くなると聞きますが、強くなれば依存症にはならないのですか？ 104

Q. アルコール依存症になりやすいお酒の飲み方や
　　お酒の種類はあるのでしょうか？　　　　　　　　*104*

Q. アルコール依存症にならないように長くお酒を楽しむ
　　秘訣を教えてください！　　　　　　　　　　　　*106*

Q. アルコール依存症を抱える人には酒蒸しなど酒を使った
　　料理やみりんを使用した料理を出してはいけないので
　　しょうか？　　　　　　　　　　　　　　　　　　*107*

Q. アルコール依存症を抱える人を宴会に誘うのは
　　よろしくないのでしょうか？　　　　　　　　　　*108*

Q. アルコール依存症になりやすい人となりにくい人がいる
　　のですか？　　　　　　　　　　　　　　　　　　*110*

Q. アルコール依存症になったらどこに受診すればいいので
　　すか？　　　　　　　　　　　　　　　　　　　　*112*

Q. アルコール依存症は遺伝しますか？　　　　　　　　*113*

Q. アルコール依存症を抱える患者さんの数は増えているの
　　ですか？　　　　　　　　　　　　　　　　　　　*114*

Q. アルコール依存症に関して男女差はありますか？　　*114*

Q. アルコール依存症はどのくらいの期間飲んだら発症する
　　のですか？　　　　　　　　　　　　　　　　　　*116*

Q. 体を壊しているのに、家族のことを思っているのに、依存症になるとなぜやめられないのですか？　116

Q. アルコール依存症は予防できますか？　117

Q. アルコール依存症の治療に関する薬剤はありますか？　120

Q. アルコール依存症になる人はもともと意志が弱い、だらしない人なのでしょうか？　121

Q. アルコール離脱症状ってどのようなものを指しますか？　122

Q. 自助グループ（断酒会・AA）はどんなところですか？　123

Q. 自助グループに行くと悪友ができるって本当ですか？　124

Q. 自助グループに行くことに抵抗感が強い人にはどのように関わればいいですか？　125

Q. 自助グループに家族も一緒に行った方がいいですか？　127

市民のためのお酒とアルコール依存症を理解するためのガイドライン作成後記　129

第3部　ARASHI（アラーシー）ゲームマニュアル　131

ARASHI（アラーシー）ゲームマニュアル　132

準備するもの	*132*
ゲームの進め方	*133*
3種類のお楽しみカードの紹介	*135*
難易度設定のバリエーション	*139*
ARASHI危機状況カードの解説	*142*
アルコール	*142*
薬　物	*156*
ストレス全般	*170*
アイテムカードの紹介	*177*
印刷用のカードと取扱説明書について	*184*
（おまけ）ARASHI誕生秘話	*186*
ARASHI作成委員（50音順）	*187*
あとがき	*191*

市民のための
お酒とアルコール依存症を理解するためのガイドライン

平成 27 年度厚生労働科学研究費補助金 障害者対策総合研究事業
(障害者政策総合研究事業(精神障害分野))
「アルコール依存症に対する総合的な医療の提供に関する研究」
　　　　　　　　　　　　　　　　　　　　　　　代表　　樋口 進
分担研究「アルコール依存症の実態に関する研究」
　　　研究分担者　三重県立こころの医療センター　長 徹二

まえがき

　この冊子は平成26～28年度の厚生労働省・科学研究費「アルコール依存症に対する総合的な医療の提供に関する研究」の一環として、作成いたしました。

　作成に至った経緯としましては、市民がお酒、アルコール関連問題、そして、アルコール依存症などに対する誤解や偏見を抱いていることで、診断や治療に遅れが生じる懸念があったからという面と、より正しい知識を身につけていただきたいという面があります。それに加え、我々が担当した厚生労働科学研究「アルコール依存症の実態に関する研究」で、アルコール依存症を抱える人がもつさまざまな生きづらさと病態との関連を明らかにしたことも関係しています。つまり、アルコールに関する問題だけではなく、根底に潜むストレスや孤独感、そして、生育上の逆境体験などの生きづらさを抱えていることを支援者や周囲の人たちが理解して関わる必要性があるのです。

　本ガイドラインはこのような経過の中で生み出されたものです。お酒とアルコール依存症に関する主要な知識、および、よく耳にする質問と回答が網羅されていますので、ぜひご一読ください。

本ガイドラインの執筆や編集は、厚生労働科学研究の分担研究班のメンバーが担っており、普段からアルコール依存症の診療や研究に尽力している人たちです。本ガイドラインができるだけ多くの人の目に留まり、その周囲の人たちの生活におきまして役立ちますように、心より祈念しております。

平成 28 年 3 月

厚生労働科学研究
アルコール依存症に対する総合的な医療の提供に関する研究
代表　樋口 進

分担研究
アルコール依存症の実態に関する研究
研究分担者　三重県立こころの医療センター　　長 徹二

作成委員（50音順）　＊は編集委員も兼任

板橋登子（いたばし とうこ）
　　地方独立行政法人 神奈川県立精神医療センター

射場亜希子（いば あきこ）＊
　　兵庫県立姫路循環器病センター
　　兵庫県立ひょうごこころの医療センター

江上剛史（えがみ たかし）＊
　　三重県立こころの医療センター

蒲生裕司（がもう ゆうじ）
　　天紀会　こころのホスピタル町田

久納一輝（くのう かずき）
　　三重県立こころの医療センター

小林桜児（こばやし おうじ）
　　地方独立行政法人 神奈川県立精神医療センター

佐久間寛之（さくま ひろし）
　　国立病院機構 久里浜医療センター

眞城耕志（しんじょう こうし）
　　岩出こころの診療所

角南隆史（すなみ たかし）
　　地方独立行政法人 岡山県精神科医療センター

高田智世(たかた ともよ)＊
　南風会 万葉クリニック

高橋伸彰(たかはし のぶあき)＊
　佛教大学 教育学部臨床心理学科

田中増郎(たなか ますお)＊
　信和会 高嶺病院 / 慈圭会 慈圭病院

田中大輔(たなか だいすけ)
　尚生会 湊川病院 / 幸地クリニック

長徹二(ちょう てつじ)＊
　三重県立こころの医療センター

辻村理司(つじむら さとし)
　横浜市立大学 医学部精神医学教室

中野温子(なかの はるこ)
　京都医療少年院

中牟田雅子(なかむた まさこ)
　信和会 高嶺病院

野田龍也(のだ たつや)＊
　奈良県立医科大学 公衆衛生学講座

橋本望(はしもと のぞむ)
　地方独立行政法人 岡山県精神科医療センター

濵本妙子（はまもと たえこ）＊
　　三重県立こころの医療センター

早坂透（はやさか とおる）
　　福島県障がい者総合福祉センター

福田貴博（ふくだ たかひろ）＊
　　佐賀県医療センター好生館

別所和典（べっしょ かずのり）
　　尚生会 湊川病院

水野晃治（みずの こうじ）
　　東京薬科大学　薬学部生化学教室

武藤岳夫（むとう たけお）
　　国立病院機構 肥前精神医療センター

湯本洋介（ゆもと ようすけ）
　　国立病院機構 久里浜医療センター

多くの人に読んでいただけると嬉しく思います☆

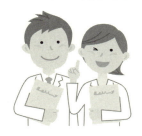

第1部
知識編

お酒の歴史

お酒の起源

　お酒は人類誕生以前より果実などの自然発酵により生成されており、これを嗜むサルなどの動物がいたとされています。お酒は文明誕生以来、ずっと人とともにあり、神と人を結ぶ神聖な水とあがめられていたようで、東西の神話・伝説に酒の神などが多数登場します。

ワインの歴史

　ワインは最も歴史が古く、ジョージア（旧ソ連時代はロシア語でグルジアと呼ばれていました）では紀元前8000年頃からワインが飲まれていたようで、古代バビロニア法典の中にワインが登場し、古代エジプト王墓の壁画にぶどうの栽培、発酵、貯蔵の様子が描かれています。

　日本へのぶどうの伝来は、今から約1300年前に僧である行基が中国から持ち帰ったのが起源といわれており、1186年に甲斐国（現在の山梨県）で初めて栽培され、ワイン醸造が本格的に始まったのは明治時代に入ってからのようです。

第1部　知識編

ビールづくりとピラミッド建設

　紀元前3000年～4000年にはビールの原型(げんけい)ができたといわれています。

　なお、古代エジプトの文書に、ピラミッドを建設(けんせつ)する職人たちへの配給食糧(はいきゅうしょくりょう)として、ビールが記録されています。当時のビールは神様や死者への供(そな)え物として重要な位置を占めていたと言われています。

　エジプトを象徴(しょうちょう)する巨大なピラミッドは、おびただしい数の労働者によって灼熱(しゃくねつ)の太陽の下で作り出された物であり、もしもビールがなかったとしたら、あのピラミッドの建造(けんぞう)は不可能だったと語る歴史家もいます。

我が国でのお酒の歴史

　日本では縄文時代から果実酒などのお酒が造られていたことが明らかであり、『古事記(こじき)』(712年)や『日本書紀(にほんしょき)』(720年)には米を噛(か)んで作ったお酒である「口噛(くちか)みの酒」の話が登場します。奈良・平安時代の宮廷では酒宴(しゅえん)が催(もよお)されて、お酒が貴族や民衆(みんしゅう)により楽しまれている絵画や詩歌(しいか)が多数残されています。

　鎌倉時代の武士は「お酒が禅(ぜん)の心を乱す」として排除(はいじょ)しましたが、民衆の中で飲まれるようになり、やがて江戸時代になりお酒の製造(せいぞう)・保存(ほぞん)技術の発展(はってん)と町人(ちょうにん)文化の勃興(ぼっこう)が相(あい)まって、

21

徐々に庶民にも親しまれるようになりました。

「酒は百薬の長」の由来

「酒は百薬の長」は今から約 2000 年前に記された中国の古典書物『漢書』食貨志に記録が残っています。現代の薬用酒のように、水に溶けにくい動植物の有効成分をお酒の中に溶かしたものを飲むことで、薬として用いられていたことを指しています。

ただし、「酒は百薬の長」という表現は、政治家が税金を集めるために用いたキャッチフレーズで、国の酒税を集めるために、お酒を専売特許として世に売り出す際に使用されたのであり、医学的な言葉ではありませんでした。

＊日本で初めて登場する「酒は百薬の長」は有名な『徒然草』の第 175 段で、「酒は百薬の長というが、多くの病気がお酒から生じる」と記載されていて、「忘れるために飲むと言うが、飲むともっと思い出して、余計に泣く始末だ」と続けられており、初登場からお酒の害について書かれたものでありました。

適量のお酒であれば死亡率が低いことを支持する研究報告も

ありますが、現在飲酒していない人が飲むことを推奨しているわけではございません。

現在、世界保健機関（WHO）は、「お酒は60種類を超える病気の原因であり、200種類以上の病気に関連している」と指摘しています。

お酒に関する基礎知識

お酒が体に与える影響

　お酒が体に与える影響は飲んだ経験があれば容易に想像がつくと思いますが、未成年者やまったくお酒が飲めない体質の人はきっと想像がつかないでしょう。また、お酒を分解する力にも個人差があり、同じ量を飲んだとしても異なる影響が出る場合があります。

　お酒は「脳を働かないようにする」方向に働きます。飲み始めは陽気だとしても、飲む量が増えるにつれ脳への影響が大きくなり、感情が抑えられなくなったり、歩行が困難になったりして、最終的に呼吸が止まる危険も伴います。

急性アルコール中毒

　短時間で多量に飲酒すると、「急性アルコール中毒」状態となり、生命の危険を伴うこともあり、歓迎会のイッキ飲みなどで命を落とす学生が後を絶ちません。未成年者や女性、体の小さい人、そして、お酒を分解する力が弱い（お酒を飲むと顔が赤くなる）タイプの人など、お酒の分解に時間がかかる人は注意が必要で、意識を失ったり、呼吸が止まったりする危険性があります。そのため、お酒の無理強いは控え、酔いつぶれた人

がいれば、衣服をゆるめて楽にしてもらい、毛布などをかけて暖かくして、吐いた物が喉に詰まらないように横向けに寝ていただきましょう。

少量 ➡	多量 ➡	急速多量
陽気になる リラックスできる	気が大きくなる 千鳥足、吐き気	動かしても起きない 呼吸が止まる

＊意識に問題がある時は、迷わずに救急車を呼びましょう！

お酒（アルコール）の吸収と代謝

　お酒は胃で約20%が吸収され、残りは小腸で吸収され、お酒を飲んだ後の30～120分で血液中のアルコール濃度はピークに達します。お酒（アルコール）を分解する速度は個人差が大きく、体調や食事内容などにも影響を受けます。

　分解される流れを次頁の図に示します。遺伝子で決まるお酒を分解する主要な力は以下の図のⅡ型アルデヒド脱水素酵素によります。この酵素が十分に働くタイプ、部分的に働くタイプ、そして全く働かないタイプの3種類の人がいます。

　日本人の約40%はアルコールが分解された物質であるアセトアルデヒドを分解する酵素が部分的に働くタイプで、約5%が全く働かないタイプです。そのため、これらの人たちが飲酒

したら、顔が赤くなったり、吐き気がしたり、脈が速くなったりするので、飲み会でみんなと同じような飲み方を強要しないようにしましょう。

＊注　下記のいずれの酵素にも遺伝子による個人差があります。

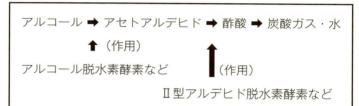

性別および年齢によるお酒の分解の違い
　女性は筋肉・脂肪量の違いにより、体内の水分量が男性と比較して少ないことが知られています。さらに胃の中でお酒を分解する能力も男性より低いことから、同じ量のお酒を飲んだ場合であっても血液中の濃度は高くなる傾向があります。そのために、肝臓に対する障害や脳の萎縮を引き起こしやすくなり、<u>男性と比較して、より短い期間でアルコール依存症になる危険性がある</u>と言われています。また、加齢によっても、お酒を分解する力が弱くなります。

第1部　知識編

お酒と上手につきあうために

　「お酒はほどほどに！」という言葉をよく耳にしますが、ほどほどの飲酒とはどのくらいの量を指すのでしょうか？我が国では厚生労働省が「健康日本21」という健康指針の中で「節度ある適度な飲酒量」と表現しています。

☆皆様は「節度ある適度な飲酒量」がどのくらいの量かご存知ですか？

　海外におけるデータをまとめると、成人男性で一日あたりアルコール10g〜19g（ビール250ml〜500mlもしくは日本酒0.5合〜1合）、成人女性で9g（ビール250mlもしくは日本酒0.5合）までの飲酒量で最も死亡率が低いという報告があります（次項のグラフを参照）。しかし、その量より多い場合となると、お酒を飲む量が増えるに従って死亡率は上昇しています。

　注目すべきは、お酒を分解する力が弱い（飲んで顔が赤くなる）タイプの人は、お酒を分解する能力が通常のタイプの人と比較して、食道がんや頭頸部がんなどの病気になる危険性が高くなるということです。その理由は、お酒そのものにがんを誘発する作用があり、その分解産物もがんを誘発する作用を有しているからです。

特に若い女性がお酒を飲む頻度が増えているという研究データから、数年後の乳がんの危険性を心配する専門家も少なくありません。

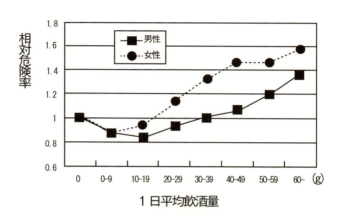

1日の平均飲酒量と死亡率との関係

アルコール20g
＝ビール500ml
＝日本酒1合弱

答え合わせの時間です。

「健康日本21」という健康指針で定義(ていぎ)する「節度ある適度な飲酒量」は成人男性でビール500mlまたは日本酒1合弱(アルコール20g)以下の量を指します。

女性や高齢者、お酒を分解する力が弱い(飲酒して顔が赤くなる)タイプの人は、より少ない飲酒量にするよう推奨されています。日本では指摘されていませんが、諸外国(しょがいこく)においては半分程度にするようにすすめられている国が多い印象(いんしょう)です。

なお、未成年者や妊婦(にんぷ)・授乳婦(じゅにゅうふ)についてはこの限りではなく、飲酒することは避(さ)けるべきで、少しの量でもよろしくありません。また、この基準はお酒を飲む習慣のない人に対して、飲酒を推奨しているわけではないことも重要です。

アルコール依存症と診断されている場合は、適切(てきせつ)な支援(しえん)のもとで治療が必要であることを知っておいてください。

まとめ

* 成人男性にとってのほどほどのお酒の量(「節度ある適度な飲酒量」)は、ビールの場合500ml、日本酒の場合1合弱、焼酎の場合0.5合程度となります
* 女性や高齢者やお酒を分解する力が弱い(飲酒して顔が赤くなる)タイプの人はこの量よりも少なくするように推奨され

ています
＊未成年者や妊婦・授乳婦の飲酒はいかなる理由があっても避けるべきです

第1部 知識編

お酒による身体の病気

飲酒は体に負担をかける行為

　飲酒はもともと体に負担をかける行為です。節度ある適度な量であれば、身体への負担は少ないのですが、飲酒量が増えることにより様々な影響が生じます。厚生労働省は「生活習慣病のリスクを高める飲酒量」という基準を、1日あたりのアルコール摂取量が男性で40g（ビール1000mlまたは日本酒約2合）以上、女性20g（ビール500mlまたは日本酒約1合）以上と定義しています。

60以上の病気やケガを引き起こす

　節度ある適度な飲酒量を超えるお酒を飲み続けていると、様々な疾患にかかるリスクが高まります。これらお酒が悪影響を及ぼしている病気やケガを、総じてアルコール関連疾患と言います。病院に受診する方によくみられる疾患として、逆流性食道炎、慢性胃炎、消化性潰瘍、痛風、慢性下痢、肝機能障害、高血圧、不整脈、末梢神経障害、糖尿病などがあります。

☆世界保健機関（WHO）は、お酒は60を超える病気の原因であると報告しており、200以上の病気と関連していると指摘しています。

早期発見が大切

　アルコール関連疾患になる前の段階で、お酒の体への影響に早く気づいて、生活改善に取り組むことが大切です。肝機能異常の指標として、γ-GTPは有名で、数値が100IU／Lを超えている人は飲酒量を見直す必要があります。

　その他にも、血液中にある赤血球の体積を示すMCVもお酒との関連性があります。つまり、お酒は全身に酸素を運ぶ赤血球に異常をもたらします。これらの数値は早期発見のためだけではなく、治療の目安としても用いられています。

お酒が影響する病気になったら

　問題が起きてからもお酒を飲み続け、生活改善が遅れると様々な病気にかかる危険性が高まります。この段階になると、「ほどほどに減らす」という対応では改善しなくなっていることが多く、お酒をやめて治療に専念する必要があります。お酒が病気に影響を及ぼしているため、お酒をやめることによって、病気の進行が止まったり、改善したりする場合が多いです。例

えば、お酒を飲む量が多い人の場合、飲酒をやめると血圧が安定し、薬を飲まなくてもすむようになる場合もあります。

アルコール性肝障害の場合は、そもそもの診断基準の１つに「断酒により血清（けっせい）AST、ALT およびγ-GTP 値が明らかに改善する」と記載されており、診断が治療のあとについてきます。「診断をつけてから治療」という一般的な診療（しんりょう）の流れと違うのでとまどう方が多いと思いますが、信じて治療に取り組みましょう。

しかし、長年かかって生じた事情もあり、症状の改善には、月・年単位の日数がかかる場合もあります。あきらめずに回復を信じて、治療を続けましょう。お酒をしっかりやめることができない、飲酒をコントロールができない場合は、内科などのかかりつけ医師とアルコール専門医が協働して治療にあたります。

まとめ

* お酒は60以上の病気の原因で、200以上の病気と関わっています
* 早期に気づいて工夫（くふう）することで、生活の改善ができればよいのですが、病気の事情により、お酒を完全にやめて治療に専念する必要があります

＊原因がお酒なら、やめることで進行が止まる、改善することがほとんどです
＊やめることが困難なら、かかりつけ医とアルコール医療との併診(へいしん)が理想です

第1部　知識編

お酒が脳に与える影響

お酒の脳・神経への作用

　お酒によって"酔い"がもたらされます。この"酔い"というのは、お酒が脳に働きかけて、その機能を変化させているといえます。一般的には、お酒を飲むことによって爽快(そうかい)な気分になりますが、飲む量が増えるにつれて、判断力や注意力が低下したり、力が入らず真っ直ぐ歩けなくなったり、うとうとするようになり、度が過ぎれば意識を失い、時には呼吸が止まるなどの危険を伴います。

<u>お酒の脳への作用は、「脳を働かないようにする」という理解が基本です。</u>

　「あれっ？お酒を飲んだら元気になる人がたくさんいるのでは？」と思う方もいるでしょうが、これは「理性を保つ脳の機能が低下した」と考えればよいのです。これは笑い上戸(じょうご)になる人や泣き上戸になる人についても同じ説明で足ります。また、お酒を飲むと眠くなるということも理解できるでしょう。

お酒と認知症

 <u>お酒を飲み続けると、ほとんどの人において脳が萎縮する</u>といわれています。

 日本での研究によると、飲まない人と比較して、1日あたり日本酒2合以上のお酒を飲む人は明らかな脳の萎縮があったと報告されています。さらに、高齢になればお酒が脳や体に与える影響が大きくなり、比較的少ない量でも脳が萎縮しやすく、認知症になる危険性をはらんでいます。

 また、食事を摂らずにお酒を飲む習慣があると、ビタミンB1などの大切な栄養素が不足してしまい、認知症になりやすいともいわれています。ですので、日ごろからお酒を飲む方は、食事を楽しみながら、栄養への配慮が重要です。

＊併せて知っておきたいことは、<u>お酒が原因で萎縮した脳はお酒をやめることで元に戻る部分がある</u>ということです。さらに、これはアルコール依存症になった人にも当てはまります。

女性・高齢者・若者について

女性・高齢者・若者の飲酒について

　本章では、女性、高齢者、そして若者の飲酒に関して説明します。

　その根拠(こんきょ)として、大まかにいうと、この3つのグループに属する人は"生物学的に、お酒に弱い"ということです。

　そのため、お酒を飲む量はより少ない量が望ましく、目安として、海外では、成年男性に推奨する量（ビールなら500mlもしくは日本酒で1合弱）の半分程度とされており、ビールであれば250mlまたは日本酒で0.5合弱となります。

女性とアルコール

　女性は男性と同じ量を飲んでも血液中のアルコール濃度が高くなりやすく、お酒を分解する速度も遅(おそ)いと言われています。これはいわゆる"顔が赤くなるかならないか"といった遺伝子による個人差とは関係のないことですので、「私はお酒に強いもん！」と思っておられる方は特に注意が必要です。

　これまでの研究で、<u>男性と比較して半分程度のお酒の量で肝臓の害を引き起こしやすく、飲酒量に比例して乳がんのリスクが高くなる</u>こともわかっています。

平成20年の調査では、20〜24歳においては、女性の方が男性よりもお酒を飲んでおり、問題のある飲み方においても、この年齢群では女性の方が多かったと報告されています。また、平成26年度の国民栄養調査によると、生活習慣病のリスクを高める量を飲酒している者の割合は、平成22年度や平成24年度の数値と比較してみると、男性では変化がないのですが、女性では増加していました。

☆妊娠中の女性の方へ

飲酒は「胎児性アルコール症候群」という、胎児の成長及び脳や神経の機能障害を引き起こす原因になります。子どもさんの出生後の人生に多大なる影響を与える可能性がありますので、妊娠中の飲酒は控えるようにしてください。

高齢者とアルコール

　高齢者はお酒を分解する能力が年齢とともに低下することが知られています。また、体に占める水分の割合が低下しますので、お酒を飲む量が少なくても血液中の濃度は高くなりやすく、脳や体に与える影響は比較的大きくなっていきます。

＊習慣的にたくさんのお酒を飲むことは認知症になる危険性を

高めますので、身近にこのような方がいる場合は注意して見守っていただければと思います。

若者とアルコール

注意したいことは、「つらさをお酒で紛らわせる習慣をつけないで下さい！」ということに尽きます。どうしてこのようなことを強調するのかといいますと、これはアルコール依存症に至った患者さんに共通する習慣だからです。

中には、自分の感情を表現することが苦手で、自分に対する評価が低く、対人関係がうまくいかないために、他者を信用することができなくなってしまうと、お酒だけが唯一の信用できるものとなってしまう場合があるのです。そのような状況においては、つらさをしのぐために、お酒を手にとり、飲む習慣が身につくまでに至ったことは仕方のないことかもしれません。

治療において、周囲の者が安心・安全感を提供することができれば、少しずつ人を信用できるように変化していく姿に出会えますが、可能であれば、関連する問題が大きくなる前に介入できる方が望ましいです。身近にこのような方がいる場合は、上記について理解し、少しずつ成長を見守っていただければ幸いです。

なお、未成年者の飲酒は法律で禁じられていますので、周知

していただければと思いますが、その根拠は本書で何回か登場しします脳への影響が挙げられます。脳の発育過程を邪魔することが何よりも心配な点であり、**飲み始める年齢が早いとアルコール依存症になりやすくなる**ことを示す米国の大規模研究のデータもあり、どのような理由があってもお勧めできません。

第1部　知識編

お酒と睡眠

睡眠はなぜ必要なのでしょうか？

　睡眠には疲れた脳や身体を休ませ、回復させるという役割があります。

日本人は不眠に悩まされている人が多い

　日本人の5人に1人は不眠で悩まされているといわれています。不眠になると、昼間元気に活動できなかったり、がんや高血圧、糖尿病、肥満、うつ病などさまざまな病気を引き起こす原因となります。

お酒の睡眠への作用

　まず、お酒は睡眠に対してどのような作用をもたらしているのでしょうか？実は、お酒は脳の機能を麻痺させる"麻酔"のような効果があるために、布団で横になってから寝入るまでの時間が短くなるので、寝つきが少しよくなります。そのため、"手軽に使える睡眠薬のようなもの"と誤解する人が多いようです。

寝酒を続けると・・・

しかし、お酒が睡眠中に分解されていくと、"麻酔"の効果は薄（うす）れるために、睡眠の途中（とちゆう）では目が覚（さ）めることが多くなります。さらに、お酒の作用でおしっこが出やすくなるためにトイレが近くなるなど、睡眠の質を低下させます。

さらに、睡眠のためにお酒を飲むことを続けていると、同じ量では効果が弱くなるため飲む量が増えてしまいます。また、睡眠のためにお酒を飲むことを急にやめると反動（はんどう）で眠れなくなるということもあります。その結果、なかなか寝酒（ねざけ）をやめることができずに習慣化して、アルコール依存症に至る危険性もあります。

寝酒は日本の文化!?

日本では、5人に1人は不眠で悩まされていますが、どのように解消しているのでしょうか？ 2002年に日本を含（ふく）む10か国で睡眠に関する大規模な調査が行われました。「眠れない時にどのように対処（たいしよ）していますか？」という問いに対して、日本人の約30%がお酒を飲むことにより対処していると回答しており、参加していた10ヶ国中で最も高い割合でした。その反面、不眠のために医師に相談する人は約10%と10ヶ国中で最も少ない結果であったのです。

また、厚生労働省の調査（2008年）では成人男性の9%、女性の5%が寝るためにお酒を飲む習慣があったようです。そして、2007年の報告では週に1回以上寝るための飲酒を行っている割合が男性で48.3%、女性で18.3%に上りました。

睡眠で困っている方へ・・・
睡眠のためにお酒を使っている方は、一度専門医を受診しましょう。

☆**睡眠薬は医師の処方のもと正しく使えば安全です。**

*<u>注意！お酒と睡眠薬を一緒に飲まないように！</u>
睡眠薬の効果が強く出すぎてしまい、睡眠薬を飲んだあとのことを覚えていなかったり、睡眠が深すぎて呼吸が止まったり、足に力が入らず転倒したり、逆に興奮することもあったりするので、極めて危険な行為といえます。

まとめ
*睡眠のためにお酒を飲むと、飲まない場合に比べて、睡眠の質・量ともに低下します

アルコール依存症とその治療

　国語辞典の「依存」は「何かに頼って成立すること」という意味ですが、病気である「依存症」とは、「<u>コントロールができなくなること</u>」を指しており、アルコール依存症は飲酒の調節ができなくなる脳の病気という理解が必要です。

　依存症を抱える人はお酒が切れると、吐き気・手の震え・けいれん発作といった離脱症状が出現するようになります。これらの症状はお酒を飲むことによって、一時的に軽減しますので、さらにお酒を求めて、悪循環になってしまいます。

やめにくいのはなぜ？

　お酒を飲むことで脳は快楽を感じるようにできています。ただし、お酒を飲むことを続けていると、少しの量では快感を得にくくなり、快感を得るために飲む量が徐々に増えていきます。また、不快な気分を紛らわすためにお酒を飲む習慣があった場合も同様で、当初は飲むことで紛らわせることができていたとしても、徐々に量を増やさなければ、紛らわすことができにくくなります。こうした理由で徐々にお酒を飲む量が増えると、脳は変化を起こし、コントロールを失うようになります。そして、この状態になればアルコール依存症と診断されます。

アルコール依存症の診断

　世界中のどの国でも同じ診断となるように世界保健機関（WHO）は診断基準を定めていますが、説明するために簡単に表現すると以下のようになります。

【ICD-10（WHOの定めた診断基準）によるアルコール依存症の診断基準】

> 1. お酒を飲みたい気持ちがとても強い、
>   または飲まざるを得ない気持ちが強い
> 2. お酒を飲む量、飲む時間などのコントロールができない
> 3. お酒の飲む量を急に減らす、もしくはゼロにすると症状が出現する
> 4. お酒を飲み続けているうちに、酔うまでに必要な量が増える
> 5. お酒を飲むことが生活の中心となっている
> 6. 良くない結果が出ることがわかっていてもお酒を飲んでしまう

以上6つのうち1年間に3つ以上が同時に当てはまる場合に診断がつきますが、当てはめようと思えば当てはまってしまいます。逆も同様に、当てはまらないと思えば当てはまらなくなってしまうので、慎重(しんちょう)に判断する必要があります。

簡単なチェック法「CAGE」＜ケイジ＞

　診断の正確さにこだわるよりも、疑(うたが)わしい人を早期に発見して、コントロールを失う前に介入できる方が望ましいでしょう。そこで<u>CAGE（ケイジ）</u>と呼ばれる質問票(しつもんひょう)を紹介(しょうかい)します。その名の由来は質問項目の4つの頭文字をとっています。

<u>C</u>ut down
お酒を飲む量を減らさなくてはいけないと思ったことがありますか？
<u>A</u>nnoyed by criticism
お酒を飲むことを非難され腹を立てたことがありますか？
<u>G</u>uilty feeling
お酒を飲むことに対して悪いとか申し訳ないと感じたことがありますか？
<u>E</u>ye-opener
迎え酒やいら立ちを抑えるためにお酒を飲んだことがありますか？

＊4項目中1項目当てはまれば、お酒の飲み方を考え直すことが推奨されており、<u>2項目以上当てはまれば、アルコール依存症を疑う</u>ように考えられています。

☆お酒の問題がある人は、自分のお酒には問題ないと考える傾向があるため、ご家族をはじめとする周囲の人の意見も参考にするとよいでしょう。

早期発見のためのCAGE；ケイジ（刑事）と覚えましょう！

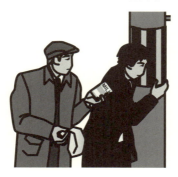

アルコール依存症の治療

　<u>治療の基本は断酒</u>（お酒をやめること）です。

　断酒する方法は様々であり、お酒を飲まなくても過ごせる工夫を話し合ったり、お薬を使ったり、なるべく長く続けることが可能な方針をとることが多いです。

身体合併症(しんたいがっぺいしょう)の治療もあわせて行いますが、これらは断酒することでそのほとんどが改善します。治療は病院の中だけでするものではなく、<u>自助グループへの参加がとても重要</u>です。自助グループとは、断酒会やAlcoholics Anonymous（AA；アルコホーリクス・アノニマス）など、同じ問題を抱える者同志が、お互いを尊敬して助け合うグループです。

☆アルコール**依存症**はご家族に大きな影響を及ぼすことが多く、ご家族にも、ご家族向けの研修会や、家族会などの自助グループへの参加を勧めています。

第1部 知識編

お酒がまねく精神疾患

精神疾患の考え方

精神疾患(せいしんしっかん)とは、脳の不調が原因である、精神の状態に生じる不調のことを指しており、うまく考えたり、行動したりすることができなくなっている状態です。身体の病気などと同じように考えてもらうとわかりやすいと思います。うつ病や睡眠障害はなんとなくイメージできるような気がしますが、あまりよく知られていないのが現状でしょう。また、健常と精神疾患の境界(きょうかい)が不明瞭(ふめいりょう)なことが多いのもしばしばです。そのため、昔には、その原因を悪魔や悪霊のせいだと考えて、椅子(いす)に縛(しば)ってぐるぐる巻きにする治療などが行われていた歴史もありました。

医学の発展した現在では、原因や診断がはっきりしていなくても、症状ごとに対応できる治療がありますので、身体のこと、気持ちのこと、そして周りのことを様々な視点から考え、希望に沿って柔軟に対応するように努めています。

お酒の脳への影響

お酒の脳への作用は、「脳を働かないようにする」ということが基本です。では、お酒を飲み続けていると脳にどのような変化が起きるのでしょうか？

脳はお酒に抑えつけられ続けるということになりますので、それに負けじと興奮させる細胞が活性化(かっせいか)するなど、少しずつですが変化が生じてくるようです。

　その結果、睡眠や脳の機能に影響が出るようになり、精神疾患を招(まね)いてしまうことがあります。今回は例として、次段(じだん)でうつ病について説明いたしますが、

*どの精神疾患であっても、その治療が完結するまでの間は、お酒を飲むことを控えることが、治療上非常に重要です。

お酒とうつ病

　お酒を飲み続けるとうつ病になる危険が増えます。その反面、お酒をやめることで症状も軽減することが多く、ある研究ではお酒が原因でうつ病になった場合、お酒をやめることで90％以上の人が改善したと報告されています。

　同時に「お酒を飲まずにはやっていられない！」という当事(とうじ)者(しゃ)の心情(しんじょう)も忘れてはなりません。心理的にも、肉体的にも疲弊(ひへい)している場合も少なくありません。このような場合であれば、たくさんお酒を飲み続けてでも、なんとか生き抜いてこなければならなかった過程をも大切に考える必要があります。

*このまま飲酒を続けるのではなく、環境の調整や心理的なケアなど健康的な方法でこの生きづらさを軽減することが大切です。

ストレスをためない工夫

どのような精神疾患であったとしても、ストレスをためないようにすることと、対処しながらストレスと上手に付き合っていくことがとても重要になります。

ストレスをためないようにするには、思っていることを言葉にしていくことが有用(ゆうよう)であり、そのようなことのできる安心感のある場所・人・時間が重要です。

まとめ

*お酒は脳に作用し、うつ病をはじめとする精神疾患を招く危険性があります
*精神疾患の治療において、お酒を飲むことは治療への大きな妨(さまた)げになります
*ストレスをためない工夫として、抱えている思いをなるべく言葉で表現し、その思いに耳を傾(かたむ)けてもらえる関係性によって得られる安心感が大切です

飲酒運転について

　平成 14 年から数回の道路交通法の改正により、飲酒運転はある程度は減少に至っていますが、下げ止まりの状態であり、根絶(こんぜつ)には程遠(ほどとお)い状況が続いています。というのも、飲酒運転根絶の対策として、アルコールに問題がある人への介入が不十分である、という現状が背景にあります。本章では、そのことをふまえて、アルコールと飲酒運転の関連について説明します。

　米国の研究において、初めて飲酒運転で検挙(けんきょ)された人の 60 〜 80％ にあたる人がアルコールに関する問題があったと報告されており、日本でも運転免許講習時の調査では飲酒運転の経験者の中で「危険な飲酒」に該当(がいとう)する者は全体の約 70％ に及んでいました。また、関西地方における調査においても、「飲酒量の多い者」と「飲酒頻度が高い者」は飲酒運転のリスクが高いことがわかっています。

　飲酒運転を減らす方針において、その対策の中にアルコールに関連する問題についての予防・治療的介入を含めることが大切です。例えば、アルコール依存症の場合はお酒を飲むコントロールができなくなる病気であるため、罰則(ばっそく)が厳しくなっても、治療しなければ回復せず、飲酒運転も減らないことが予想されます。

米国では行政・司法・医療などが連携している飲酒運転対策制度が整っており、裁判所が中心となって、検挙された人のアルコール問題への把握・対処を行ってきた歴史があります。米国では対策導入後、飲酒運転は約8〜9%減少したと報告されています。特に、飲酒運転で2回目の検挙をされた人でもアルコール依存症の治療プログラムが再犯率を約30%も減少させたというデータは注目に値します。他の国にも同様のシステムがあり、飲酒運転を減らせることを証明しています。

日本では治療を必要とするアルコール依存症を抱える者だけでも約107万人存在すると推定されていますが、実際の受診患者数は約4万人であり、約4%しか受診していないのが現状です。米国では、アルコール依存症を抱える人の受診する割合は24.1%と報告されており、その約40%が飲酒運転で検挙されたことを契機に受診に至っています。

＊飲酒運転対策はアルコール依存症の受診率向上にも関連しています。

以上より、将来に向けて行政・司法・警察・医療などの多機関が連携して、飲酒運転予防対策制度を樹立していく必要性があります。平成28年3月現在では、日本において、飲酒運転

に関する条例が8つの自治体で制定されています。

　例えば、三重県では、平成25年7月より「三重県飲酒運転ゼロをめざす条例」が施行されており、飲酒運転で検挙された者に対して必ずアルコールに関連する症状について受診する義務が課せられることになりました。その他、大きな一歩として、小学校から高校に至るまでの学校教育の中において、飲酒運転を含めたアルコールに関連する問題など、お酒に関する教育を実施するように努めることも条例に記載され、数十年後を見越した内容にもなっています。

まとめ
＊飲酒運転の減少にはアルコール関連問題への対策が鍵を握っています
＊飲酒運転対策には行政・司法・警察・医療の協力が必要です

第2部
お酒・アルコール依存症に関する
よくある質問

第1章
お酒に関するQ&A

Q.「酒は百薬の長」って本当ですか?

A. この言葉の起源は約2000年前の中国にさかのぼり、酒と塩と鉄に対して、政府が専売特許制を敷いた際に皇帝王莽（おうもう）が用いた「税金を多く集めるためのキャッチフレーズ」であり、『漢書（かんじょ）』食貨志（しょっかし）の中に記録が残っています。水に溶けにくい成分がお酒に溶けるという性質を利用した薬草酒のことを指していたのであり、現代の医薬品のようなものでもありませんでした。

また、日本語で書かれた最古の文献は、吉田兼好（よしだけんこう）著のかの有名な『徒然草（つれづれぐさ）』の第175段に登場します。「酒は百薬の長と言うけれど、多くの病が酒より生じている」とマイナス評価として記載されています。民衆の間で酒を飲む習慣が浸透（しんとう）し始めたばかりの鎌倉時代の書物に登場しているところが注目すべきところです。

しかも、いずれにおいても医療からの言葉ではありません。

今は世界保健機関（WHO）が「<u>酒は60以上の病気の元</u>

であり、200以上の病気と関連している」と表現しています。適量以内の飲酒であれば、全く飲酒しない人と比べて死亡率が低いというデータはありますが、これは飲酒しない人に飲酒を勧めるものではありません。なお、飲酒量が多くなると死亡率が高くなるのは言うまでもありません。

Q．お酒の脳への作用について教えて下さい

A．厚生労働省は、「他の一般食品にはないお酒の特性」として、「<u>致酔性</u>」という表現を用いています。酔いに至らしめるとは難しい表現ですが、簡単に言えば、"酔っぱらわせる性質"があります。重要なのは、「お酒は基本的に脳の働きを抑える」物質で、個人差もかなりありますが、飲酒量に応じて、血液中のアルコール濃度が高くなるにつれて、脳の各部位の機能が低下し始めます。

まず、酔い始めると脳機能のブレーキにあたる部分がうまく働かなくなります。はじめのうちは陽気になるという場合が多いですが、涙もろくなったり、怒りっぽくなったりすることがあり、抑えられていた感情のコントロールが、次第に効かなくなります。

量が増えると、記憶が障害されたり、考える力が低下したりします。

さらに量が増えると歩行が障害されたり、呼吸が障害されたり、意識を失うなど、命にかかわる可能性もありますので、自分の体に合った飲み方を知る必要があります。

Q．適正飲酒量という基準があるのですか？

A．ほどほど、適度に、などの曖昧な表現を避けるために基準が定められています。栄養指導の「カロリー」に当たる飲酒量の単位を「ドリンク」といい、「純アルコール10gを含むアルコール飲料」が「1ドリンク」です。

厚生労働省が定めている適正な飲酒量は「節度ある適度な飲酒」と表現され、以下の表にまとめます。お酒を飲んでも赤くならないタイプの体質である健康な男性で1日2ドリンクまでとされ、この量に相当するのは、ビール500ml、ワイングラス2杯、日本酒1合弱、焼酎0.5合程度です。

＊次頁に2ドリンクの具体例を表に示します

ビール	中びん1本	500ml
日本酒	1合	180ml
ウィスキー	ダブル	60ml
焼酎	0.5合	90ml
ワイン	グラス2杯	240ml

　注意が必要なのは、<u>お酒に弱い（酒を飲んで赤くなる）体質の人、女性、そして65歳以上では2ドリンクより少ない量が望ましい</u>とされています（諸外国では半分程度と定めている国が多いのですが、日本においては詳しくは記載されておりません）。飲酒量を「ドリンク」を使って算出し、具体的な目標値を示すことで、より効果的な減酒支援が可能になります。

Q. 私の知人は「節度ある適度な飲酒」より多く飲んでいるけど、どうすればいいですか？

　A. まずは、その方が自分の飲酒についてどのように考えているかということを把握することから始めると良いでしょう。ただし、このような話題に関心を示さない、あるいは、抵抗が強いようであれば、無理に介入することは難しいことが多いです。そのような時は<u>話ができる関係を保ちながら「いつでも支

援できる状態です」と伝える<u>だけにとどめておきましょう。

　もし、自分の飲酒に問題があると感じているようであれば、可能な範囲（はんい）で情報を提供し、話を進めましょう。本音（ほんね）で話してもらえるかどうかわかりませんが、**話してもらえる内容が真実と信じて関わることが重要**です。つまり、飲酒量が多い人ほど申告（しんこく）する飲酒量は少なくなる傾向があるのですが、本人の申告する飲酒量・頻度を信じて関わり、本人との間に安心感が生まれて、余裕が出てくるようであれば、次の段階に移りましょう。

　飲酒量を減らす希望が出れば、具体的な目安を提示し、本人が比較的楽に達成できそうな飲酒目標を一緒に決めましょう。例えば、毎日日本酒を4合飲んでいる人がいたら、日本酒3合5勺に減らしたり、週に1日休肝日（きゅうかんび）を設定したりします。さらに、飲酒量を記録することもおすすめですし、「17時までは飲まないようにする」「小腹を満たしてから飲酒すると良い」などのアドバイスも有用です。節酒が成功すれば大いにその頑（がん）張（ば）りを認め、うまくいかなかった場合もあきらめずに、取り組んだこと自体を評価し、目標の再設定を行うなど支援を継続（けいぞく）することが重要です。

第2部　お酒・アルコール依存症に関する よくある質問

Q. 「節度ある適度な飲酒」はわかったけど、アルコール量の計算って難しいですね

A. アルコール量の計算は慣れないと難解ですので、「SNAPPY-CAT」(Sensible and Natural Alcoholism Prevention Program for You: Computer Advice Technique) というプログラムが開発されています。いつでもどこからでもアクセス可能なウェブ上のプログラムであり、年代や性別、そして飲酒スタイルに応じた、個別性の高いフィードバックを提供しています。

https://www.udb.jp/snappy_test/

このサイト内には「SNAPPY-PANDA」(Preventive Apparatus for Not Driving under the influence of Alcohol) というツールもあります。いろいろな種類のお酒がイラストで表示してあり、それらを棚に並べて「確認」ボタンを押すだけで自らの飲酒量や、その量に基づいたアルコール分解完了時刻を自動的に算出できます。自らのアルコール関連問題に興味が無い場合でも、飲酒運転をしないために利用するだけでもよいでしょう。

さらに、スマートフォンのアプリも開発されており、無料で利用することができます。沖縄県が作成した「節酒カレンダ

一」はアルコール量の計算機能だけにとどまらず、記録をつけることを続けやすくする工夫が満載で、毎日15時に声をかけてくれる設定もできますので、毎日取り組むことが可能になります。

http://alc.okinawa.jp/

Q. 適量を頭でわかっていても、つい飲み過ぎてしまいます。どうすればいいですか？

A. 時々ならそんな日があっても構わないのですが、飲みすぎてしまう頻度が多くなると心配ですね。もし可能であれば、「一人で飲まないこと」を意識するといいでしょう。また、いつも飲み仲間と飲み過ぎてしまう方は、全く飲まない人か余り飲まない人に一緒にいてもらうなどの工夫があれば良いでしょう。

いつごろの時間帯からセーブがきかなくなるか（飲み始め？半ば？終わり？）を把握して、その時間帯にソフトドリンクやノンアルコール飲料もしくはアルコール濃度の低い飲料を使用するという方法があります。

飲みすぎてしまう自分を認めたくない気持ちでいるという面と、アルコールによる脳の機能低下による面との2つの面を、

同時に考える必要があります。前者はわかっているけど、他人に言われると抵抗感が強まる可能性が高いかもしれません。

ただし、後者の場合はアルコールが脳から抜けてからでないと判断できない部分があります。<u>コントロールを失っているようであれば、アルコール依存症が疑われるため、受診することが望ましいです。</u>

Q. 飲酒した時に感情のコントロールができなくなる人は、どうしたらいいですか？

A. お酒は脳の働きを抑えますので、<u>飲酒により緊張感を緩め、リラックスさせることもありますが、酔い始めると脳のブレーキにあたる部分がうまく働かなくなっていきます。</u>

その結果抑えられている感情のコントロールが効かなくなり、笑うことが増えたり（いわゆる笑い上戸）、泣きやすくなったり（泣き上戸）、時には怒りっぽくなったりします。

個人差もあり、「節度ある適度な飲酒量」であれば、リラックスできて本音で話しやすくなる場合もありますが、量が増えると感情のコントロールができなくなり、場合によっては、話したことを覚えていないという事態にもなりかねないのです。

Q. お酒を飲んだほうが本音で何でも話せると言いますが、本当ですか？

A. お酒は脳の働きを抑えて感情のコントロールがうまくできなくなっていきます。楽しい感情なら良いのですが、怒りやねたみ、自分を責める気持ちが強まるようでしたら、あまり良い飲み方ではなくなっているのかも知れません。アルコールはネガティブ（否定的）な感情に拍車をかけることもあり、衝動性を高めることにもつながり、自殺のリスクを高めることが知られています。

お酒を飲むと性格が変わるといわれることがありますが、厳密な表現をすれば、性格が変わったというよりは、抑えている感情が表出しやすくなった状態であるといえます。<u>普段から自分の悩みを話すことは大切であり、思っていることを言葉にして表現することはストレスをためない工夫としても非常に有用</u>です。普段から感情を抑え込んでいる人は、酩酊時に感情コントロールが困難になる傾向があります。一人で飲む機会を減らして、なるべく誰かと話をしながら飲酒する機会をもつと良いでしょう。

「飲んで晴らすより、話して晴らす」と覚えて下さい。

Q. 先輩や上司など目上の人に勧められると断りにくいのですが、どうすればいいですか？

A. 車で飲み会に行くと、飲酒運転を勧めるわけにはいきませんので、断りやすいでしょう。ただし、代行運転があると言われると困ってしまうことも多く、別の理由も必要になってきます。健康な場合は、「飲み会の後に家族を運転して連れて行く用事がある」「お酒と飲み合わせのよくない薬・サプリメントを飲んでいるので」など、それ以上飲酒を勧めるわけにいかない理由を考えておくといいでしょう。体調がよろしくない場合やアルコール依存症を抱えている場合は「肝臓を壊していて、ドクターストップがかかっている」、「飲むと命にかかわると医者から脅されている」、など体調に絡めてシンプルに答えるとよいでしょう。その他には、飲酒を勧められる席そのものを回避することも検討してもよいでしょう。

少し準備が必要になりますが、瓶から注がれないように別のお酒を注文（お店の人に事前にノンアルコール飲料にしてもらうようお願いしてもよい）したり、場の雰囲気を壊さず、なお

かつ「はっきり」「相手の目を見て」断った方がよい場合もあります。小声で自信なさそうにしていると、人によってはどんどんお酒を注いだりしますので、自分に合った断り方を何か身につけておきましょう。

☆ **「休肝日の断り技 四十八手」というサイトが参考になります。**
 http://adawards.dentsu.jp/prize/detail/115

第2部　お酒・アルコール依存症に関する よくある質問

＊ドリンクストップカード（以下のイラスト）というものがあります。

コップよりやや大きめに印刷してご使用ください。
コップの上にのせることで、お酒を注がれないようにするアイテムです☆

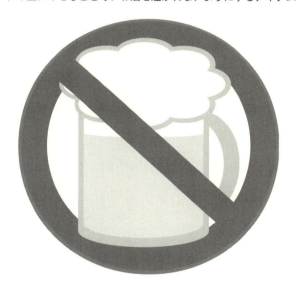

Q. お酒は飲んでどのくらいたつと分解されますか？

A. お酒を飲んで、胃や腸から吸収されて血管に入り、肝臓で分解されるまでの速度には性差があり、女性の方が相対的(そうたいてき)に遅い傾向があります。

また、<u>個人差も多く2ドリンク（純アルコール20g）のお酒（ビール500ml・日本酒1合弱など）を分解するにあたり、女性なら2～5時間、男性なら1.5～4時間程度の時間を要します。</u>

アルコール・薬物関連3学会の飲酒運転対策プロジェクトで定められた、運転するのに安全なアルコールの分解速度は1時間あたり4g（2ドリンク｛ビール500ml｝で5時間かかる計算になる）であり、最も時間がかかる場合が想定されています。

☆ P.61で紹介した「SNAPPY-PANDA」も有用です。

その他にお酒を分解する速度を決める要因(よういん)として、年齢（中年＞未成年者・高齢者）、体格（大きい＞小さい）、お酒の分解に関する遺伝子（飲酒後に顔が赤くならない＞顔が赤くなる）、意識の状態（覚せい時＞睡眠時）、そして、食事（食後＞空腹

時）が影響します。なお、肝臓の大きさや筋肉量、体調などによっても変動します。

Q. 食事を摂らずにお酒を飲むとすぐに酔ってしまうのは何故ですか？

A. 胃からのアルコール吸収速度は、胃の中に食べ物があると遅くなります。もともとの胃の重要な機能で、食べたものをいきなり吸収するのではなく、いったんためておいて、不都合な場合に吐き出せるようにすることができるのです。食べ過ぎたり、飲みすぎたりして、吐いた経験が皆様もあるのではないでしょうか？

つまり、空腹だとその逆であり、アルコールの吸収速度が速くなります。胃にたまったお酒がすぐに腸に流れるので、血液中にアルコールが急激に吸収されることになります。例えるならば、「外科治療で胃を切除している人にも同じようなことが起こる」と説明すれば、理解しやすいでしょう。

対策は、<u>何か食べてから飲むことで、胃にも優しい生活になり、結果として飲酒量を減らすことも可能となるでしょう。</u>

Q. ビールは痛風*によくないと聞きました。焼酎の方がいいのでしょうか？

A. お酒の種類を問わず、アルコール自体に尿酸値を上昇させる作用があるため、ビールであっても、焼酎であっても、日本酒であっても注意が必要です。

　ビールには尿酸値を上昇させるプリン体が含まれているものが多いので、他のアルコール飲料よりも、痛風（高尿酸血症による関節炎など）になる危険性は高いと言えます。

　ただし、最近はプリン体の少ない商品も販売されるようになっていますので、商品によっては含有量が変わってきています。ですが、お酒の種類に関係なく、飲酒量が増えないよう注意してください。

＊痛風とは？

読んで字の通り、「風が吹くだけで痛い」と表現するほどの痛みを伴う関節炎のことで、尿酸値が高い状態（高尿酸血症）であれば、発症するリスクが高くなります。

Q. 眠れない時にお酒を飲む習慣があるのですが、大丈夫でしょうか？

A. お酒は睡眠の質と量の両方に悪影響を与えます。その理由として、中途覚醒(ちゅうとかくせい)の増加、睡眠効率の低下が指摘されています。しかも、お酒を飲み続けていると酔うまでに必要な量が増えていきますので、寝るための飲酒も続けているうちに飲酒量が増える傾向が強くなります。その結果アルコール依存症のリスクを高めますので、受診する方の中にも寝るための飲酒が原因でアルコール依存症に至っている人も少なくありません。

国内でも「睡眠のために飲酒している人が多い」ことが明らかになっています。国際比較研究では「眠れないときにどのように対処していますか？」という問いに対して、日本の国民の約30％が飲酒で対処すると回答しており、参加10ヶ国中で最も高い割合でした。また、厚生労働省の調査では、成人男性の9％、女性の5％が寝るための飲酒の習慣があったと報告されています。そして、2007年の調査報告では1週間に1回以上寝るための飲酒を行っている割合が男性で48.3％、女性では18.3％と報告されています。

<u>お酒は睡眠だけでなく、不安・抑うつ症状との関連も強く、</u>

<u>いずれの治療にも悪影響を与える</u>ことがわかっています。自殺予防総合対策センターのパンフレット「のめば、のまれる」の中においても同様に、寝るための飲酒が有害であることが指摘されています。大規模かつ長期間の調査でも不眠は自殺のリスクを高めると指摘されており、飲酒と睡眠と自殺の関係も密接であると考えます。

Q. 向精神薬（脳に作用する薬）を服用している方が習慣的に飲酒したら、体に影響がありますか？

A. アルコールの脳に対する作用は、活動を抑える方向に働きます。お酒を飲んで活動的になる人は理性の部分が抑えられるからです。向精神薬のほとんどが、脳の活動を調節するものであることから、脳・身体への影響は大きいと言っていいでしょう。

それ以外にも、様々な反応があります。一番多いのは薬の効果と相まって眠気やだるさが増えるといったものでありますが、逆に興奮するような反応すら起こりうることがあります。簡単な結論ではございますが、<u>危険な服用・飲酒習慣</u>と言えます。

Q. チャンポン（様々な種類のお酒を飲むこと）は悪酔いするのはどうしてですか？

A. 科学的な回答といたしまして、機序(きじょ)はよくわかっていません。ただし、複数(ふくすう)の種類のお酒を飲むということは、飲んだ量がわかりにくくなり、量が増える傾向にあるからと考えることはできますし、食事しながらの飲酒になりにくいことも一つの要因でしょう。

Q. お酒を買いに行く→飲んで酔う→なくなると買いに行く、という行動を1日のうちに何度も繰り返す人がいますが、どうしてでしょうか？

A. その人の詳細(しょうさい)な状況が不明ではありますが、お酒を飲む量や、飲む時間、そして、生活の中心に占める状況などから類推(るいすい)すれば、コントロールが失われている可能性と、アルコールの離脱症状*の可能性があります。いずれの場合におきましても、アルコール依存症が疑われますので、早急に受診を検討して下さい。

お酒の力を借りないと、気持ちをリラックスさせることができなかったり、一人の時間が退屈だったり、寂しさに耐えられなかったり、といったこころの問題があるのかもしれませんので、そのような視点での治療も必要になると考えられます。

Q. 親が酒飲みだと子供もそうなることが多いのはどうしてですか？

A. お酒を飲む環境があれば、その周囲の人が飲酒しやすくなるという意見もあるでしょうが、<u>お酒を分解する力や脳に対する作用やその反応などは、遺伝子に大きな影響を受けています</u>。

＊<u>アルコール離脱症状</u>（詳細はP.122〜123）

アルコール離脱症状（≒禁断症状）とは習慣的に飲酒している人が、急に中断・減量することによって出現する症状を指します。

手のふるえ、発汗、吐き気・嘔吐、そして幻覚が知られています。飲酒すると軽減することもあり、周囲も気付きにくいことも多いようです。

一卵性双生児（遺伝子が全く同じ）や里子などを観察した研究によって、アルコール依存症にかかる可能性について、遺伝子か生まれ育った環境（人も含めて）か、どちら側の影響が強いかを比較する割合（遺伝率といいます）がすでに報告されています。

アルコール依存症は遺伝子：環境＝6〜5：4〜5で、やや遺伝子の影響の方が強いと言われています。アルコールを分解しやすい肝臓、アルコールによる酩酊を快と感じやすい脳、酩酊を必要としやすい性格傾向など、遺伝子に多くの影響を受けます。

環境としては、親の飲酒行動を見て単純にまねる可能性が高くなるでしょう。そして、<u>親が多量飲酒者の場合、子供も家庭内で思っていることを言葉などで表現することを避けるようになり、慢性的な緊張状態に置かれるため、やがて子ども自身が成長過程でアルコールに頼って感情を緩める手段を取りやすくなります。</u>

P.110〜112もご参照ください

Q. 家族の飲酒量が増えていて心配です。どのような言葉をかければ良いですか？

A.「最近何かあった？」「悩みがあるなら私でよければお話聞かせて」「お酒で紛らわそうとして苦しんでいるの？そうだとすると心配！」と、<u>飲酒量そのものよりも、あなたが心配しているご家族ご本人が気にしていることや、今困っていることについて話を聞くことが重要</u>です。つまり、<u>言葉をかけることよりもご本人の思いについて耳を傾けることを重視</u>してください。

ご本人が未だにご自身で解決できないこころの問題があり、何とか持ちこたえようとして、それに対処するために飲酒量が増えているのかもしれません。話しにくいこともきっと多いでしょうから、言葉をかける時、思いがけなく裏目に出ることもあると思いますので、胃薬をそっと用意したり、背中をそっとさすったりするようなあたたかい関心の示し方も、時には言葉以上に有効でしょう。

可能であれば、お酒を飲んでいない時に「飲酒量が増えている」旨を伝えて、本当に心配していると率直に伝えましょう。ただし、「<u>飲む量が増えているから減らして！</u>」などのように、

「だから〜して」といったような変化を強いる話し方は避けましょう。酔っている人には言葉は耳に入らず、下手に会話に応じてしまうと、余計に飲む量が増える危険が高まります。寂しそうな顔をしてその場を離れ、飲酒していない時を見計(みはか)らって、手短に「心配です」「大丈夫？」と声をかけてみましょう。そして、ご家族自身が相談できる相談・医療機関を探して、定期的に通うことをお勧めします。

Q. 未成年の飲酒はどうして禁じられているのですか？

A．『未成年者飲酒禁止法』という法律が大正11年に制定され、さらに未成年者の飲酒防止に役立てるために数回の改正がなされています。その内容では、親は未成年者の飲酒を止めなければならないし、酒の販売店は未成年者に対して酒類の販売を禁止し、販売時に年齢確認をするなど、飲酒防止の対応をとらなければならないとされています。

なお、親が未成年者の飲酒を見過ごした場合は、科料(かりょう)（1000円以上10000円未満）に処せられ、酒販売店が未成年者に酒類を販売した場合は、50万円以下の罰金に処せられることが定められています。

その根拠としてはいくつか挙げられますが、なんといっても、未成年の飲酒は脳の成長と発達を著(いちじる)しく妨げるのです。そして、お酒を飲み始める年齢が早ければ早いほど、将来アルコール依存症になるリスクが高くなることが米国で行われた大規模な調査によりわかっています。さらに、別の米国の調査では飲酒可能年齢を18歳から21歳に引き上げると10代の自殺が減少したと報告されており、その要因として衝動性が高まるなど、脳の機能への作用が考えられています。脳だけでなく、肝臓などの臓器も同様に障害されやすいことがわかっています。

毎年4月は「未成年者飲酒防止強調月間」で、全国的な啓発活動が行われます！
（特に入学して間もない大学生に対する啓発が重要な時期でもあります）
　☆**社会全体で未成年者の飲酒防止に取り組みましょう！**

Q. ノンアルコール飲料は、未成年者も飲んでいいのですか？

A. 缶をよく見ると、ノンアルコール飲料の注意書きには「20歳以上の方の飲用を想定して開発しました」という表記が記載されており、未成年の飲用は控えるべきであると解釈できます。しかも、売り場に関しても、酒類販売と同様に設定するように指導されています。

未成年から飲酒し始めると、将来アルコール依存症になるリスクが高くなることが米国で行われた調査によりわかっています。

ノンアルコール飲料はアルコール飲料ではありませんが、<u>飲酒に対するハードルを下げ、未成年の飲酒機会を増やす危険性</u>があります。

Q. お酒を飲み続けると認知症になるのでしょうか？

A. 個人差はありますが、<u>お酒を飲み続けるとほとんどの人は脳が萎縮する</u>と言われています。実際に日本人を対象とした

研究では、1日あたりアルコールを40g(ビール1000mlもしくは日本酒2合弱)以上飲酒する習慣のある人は、そうでない人よりも脳が萎縮することが報告されています。必ずしも脳の萎縮イコール認知症ではありませんが、長い期間飲酒習慣のある人は生活における問題が生じる前に相談してください。

さらに、特に<u>食事を摂らないで飲酒する習慣がある人は、ビタミン不足を原因とする認知症を発症する</u>こともあります。つまり、習慣的に飲酒する人は食事をしっかり摂るなど栄養面への注意が必要です。

あわせて知っておきたいことは、<u>飲酒を原因とする脳萎縮は断酒によって元に戻る部分もある</u>という事です。長い期間飲酒習慣のある人にとってはかなり時間がかかることもしばしばですが、ねばり強い断酒が改善をもたらす可能性があることも同時に知っておいてください。

Q. 喫煙しながらの飲酒は良くないと聞きますが、どうしてですか?

A. タバコだけではなく、お酒にも、お酒が分解された物質であるアセトアルデヒドにも発がん作用があります。お酒を飲

んで、顔の赤くなるタイプの人は、アセトアルデヒドがたまりやすく、がんになるリスクが数倍〜数十倍になるという報告もあります。

　タバコもお酒も、それぞれ一つ一つの使用でもがんの可能性が高まりますが、あわせて使用すると発がんのリスクがさらに高くなるといわれています。<u>アルコールの発がん性をタバコが強める</u>という点を理解してください。

　タバコを吸うとお酒を飲みたくなる、お酒を飲むとタバコが吸いたくなる、といった喫煙と飲酒の双方(そうほう)の行動が条件付けられている人において、どちらも単独では行動をやめにくくなります。

　ですので、同時にやめることは心理的には苦痛ですが、脳科学的には妥当(だとう)な治療ともいえます。

もう少し理解を深めたい人は以下のサイトをご覧ください。
http://www.kurihama-med.jp/alcohol/check/check.html

Q. 別居中の家族が飲酒後に電話をかけてきて、翌日覚えていないことがあります。どのように対応したらよいですか？

A. もしかすると、普段から思っていることを話すのが苦手な方で、酔った勢いで電話をかけているのかもしれませんね。

とはいっても、酩酊時にはうまく話せないことが多い上、残念なことにその内容を覚えていないこともよくあるので、なるべく対応することを避けたいところです。ですが、関わるのであれば「飲んでいる時は電話をかけてくるな！」と伝えるのではなくて、<u>「私はあなたがお酒を飲んでいない時に電話してほしかったわ」</u>などと、丁寧に伝えるといいですね。

記憶がないほどの酩酊時は、感情のブレーキが外れていると考えてよい状態でしょうから、なるべく角を立てずに耳を傾けて、対立しないように意識しましょう。泥酔している人に正論を言っても（「飲んで電話してくるなんて非常識」、「また飲んでる！」）、記憶に残らないことが多いです。ただし、話している内容が心配であれば、可能な範囲で誰かに様子を見に行ってもらいましょう。

もし飲酒量が過ぎることが心配となる場合には、アルコール

相談や医療機関受診が望まれます。意識が変化する他の病気の可能性も疑われ、睡眠薬とアルコールを併用していないかについても確認が必要です。

Q. お酒を飲める人と飲めない人がいますが、何か判別する方法はありますか？

A．体質的にお酒を飲める・飲めないというのは、お酒を分解する力の差であり、<u>いくつかの遺伝子で決められています</u>。ここでは一番影響の大きい遺伝子について説明します。

黄色人種以外の人はお酒を分解できる力が備わっていますが、一部のアジア人はお酒を飲むと赤くなる（つまりお酒を分解する力が弱い）遺伝子を持っていて、遺伝子で親から子に伝わります。

（この遺伝子の変異は中国の山奥を中心に広がっています。）

日本人では約半分の人が赤くならないタイプ、残りの約半分が赤くなるタイプです。赤くなるタイプの人のうち、約5％の人は、ほんの少しのお酒も飲むことはできません。アルコールを分解する能力の差だけではなく、脳がお酒にどれくらい影響を受けるかという面も重要です。つまり、分解ができる能力が

ある人でも、少しのお酒で脳が反応する人は少しの量で酔いが回ります。

　<u>お酒を分解する能力に関する遺伝子のタイプを簡単に調べるにはアルコールパッチテストがあります</u>。特に、実際にお酒を飲むことのできない未成年にとっては、このテストは自分の代謝能力(たいしゃのうりょく)を学ぶ良い教育の機会となるでしょう。

アルコールパッチテスト

① 絆創膏(ばんそうこう)に消毒用アルコールを2～3滴しみこませて腕(うで)に貼(は)り付けて、7分待ってはがす
② はがした際に赤い→<u>**低活性型（赤型）**</u>もしくは<u>**不活性型（赤赤型）**</u>
③ はがした際に肌の色に変化がなければ、さらに7分待つ
＊ 赤く変化→<u>**低活性型（赤型）**</u>もしくは<u>**不活性型（赤赤型）**</u>
最近の研究では、赤みの出方は実に多様であり、時間差で両者は判別できないことがわかっています。
＊ 変化なし→<u>**活性型（白型）**</u>

★アルコールパッチテストの判定と解説★

- <u>**活性型**</u>（白型）

　絆創膏をはがした部分が赤く変化しない人は、お酒を分解する流れが正常に働いています。飲酒習慣がつきやすく、その結果として身体に影響が出やすく、度を過ぎるとアルコール依存症になる危険性も持ち合わせています。

　重要なのは「飲んでも大丈夫なタイプ」と伝えるのではなく、「お酒の分解が障害されていないタイプ」などのような表現を用いて、多量飲酒を促進(そくしん)することの無いように努(つと)めることで

す。アルコール依存症になるのは85％がこのタイプであることや、多量飲酒のリスクに関する情報提供も同時に行うとよいでしょう。

・ **低活性型**（赤型）

　アルコールを分解する速度が遅く、体内にアルコールが残存しやすいタイプです。飲酒量が増えると頭痛や動悸、そして吐き気を引き起こします。また、このタイプの人が習慣的に飲酒すると食道がんや頭頸部がん（口腔がん、咽頭がん、喉頭がん）などの発生が多くなることが知られていますので、活性型の人よりも飲酒量や飲酒頻度を少なくすることが必要です。無理してお酒を飲まないように心がけましょう。

・ **不活性型**（赤赤型）

　このタイプの人はお酒が飲めません。勧められても断るようにしましょう。

第2章
アルコール依存症に関するQ&A

Q. アルコール依存症になったら自分で気が付くものですか？

A. 自分自身では気づきにくく、家族や職場の方が気づく場合が多いです。世界保健機関（WHO）や米国精神医学会（APA）などの診断基準において、<u>依存症の本質的特徴とは、飲酒によって発生した何らかの重大な問題を抱えているにも関わらず、飲酒し続けるという状態</u>のことを指しています。

この問題とは、<u>健康上の問題だけにとどまらず、人間関係上の問題もあり、夫婦間の暴力や夫婦間でのコミュニケーションの問題として現れる</u>こともあります。また、社会的・法的問題として、飲酒下での事故、犯罪をきっかけとして問題飲酒を指摘されることや、職場では飲酒に関連する問題行動などから雇用問題に至ることがあります。

お酒を多量に飲む習慣となった場合、<u>このような問題に自身で気づくことはなかなか難しく、認識できていたとしても、そのことを認めたくない心理が働くことも多い</u>でしょう。

つまり、「私は問題ない。うまく酒を飲めている」と当事者が考えていても、ご家族や職場の方はとても困っていることが多くあるのです。治療現場の印象では、自ら受診に至る場合はまれであり、ご家族や職場の方が受診を勧めることがほとんどです。
　つまり、<u>アルコール依存症とは自分自身で気づいて、認めることがとても難しい病気である</u>といえます。

Q. アルコール依存症は脳の病気であるという面を詳しく教えて下さい

　A．脳は便利や快感を認識するとその状況を記憶に定着させるために、快感物質を放出するようにできていて、その脳回路が関連するのです。
　飲み続けていると脳に変化が起き続けるので、飲酒のコントロールができなくなり、アルコール依存症になります。この変化には個人差が大きく、同じ量を飲んでいても変化が起きる人と起きない人がいます。
　脳に起こる変化はそれ以外にもあり、居酒屋にあるビールサーバーの写真をたった一枚見ただけで脳が飲みたくなるような

変化を起こすことがわかっています。また、視覚だけでなく五感を通して飲酒に関連する刺激に反応して飲みたい気持ちが浮かんで来たりします。ですので、治療においても些細な刺激で脳がお酒を飲みたくなることを理解し、「居酒屋の前は避けて通る」など、支援を工夫する必要があります。

Q. 酒好きとの違いはなんですか？どこからが依存症ですか？

A. アルコール依存症と酒好きの違いは、<u>お酒を飲む量や時間をコントロールできるか、お酒を控えるべき状況で控えることができるかどうか</u>です。「明日は朝早くから運転するから、今日はいつもよりお酒の量を控えよう」と考えた時に、違いが出ます。

単なる酒好きは、飲酒のコントロールができるので、想定通り飲酒量を減らせます。一方、アルコール依存症の場合、想定通りの量に留めることができず、結局のところ、いつもの量を飲んでしまいます。

実際は、コントロールできるかどうかは、白黒はっきりせず、なだらかに移行します。毎回コントロールできる⇒時々コント

ロールできない⇒たびたびコントロールできない⇒毎回コントロールできない、という経過(けいか)です。ですので、<u>どこからが依存症というはっきりした線引きは難しい</u>と言えます。

　質問の意図から多少外れるかもしれませんが、同じような状況を別の病気で考えてみましょう。例えば、がんや虫歯を想像して下さい。依存症と同じように初期の場合は正常と異常の境界は見分けにくいものです。このような場合、正常か異常かを正確に区別するよりも、早期に治療を開始することが重要になります。話をアルコール依存症に戻しますと、どこまでが単なる酒好きでどこからがアルコール依存症という区別をするよりも、依存症が疑われる時点で受診することをお勧めします。

Q. アル中とアルコール依存症って違うのでしょうか？

　A. アル中という表現はアルコール中毒の省略表現であり、厳密に言えば慢性アルコール中毒のことを指し、毒に中(あた)るという急性中毒と少しニュアンスが違う表現になっています。

　この慢性アルコール中毒と、多量の飲酒をした直後に生じる急性アルコール中毒と区別するために、1975年に世界保健機関（WHO）が<u>慢性アルコール中毒という表現を使用しない方</u>

針を決定したために、アルコール依存症と表現されるようになりました。

Q. からみ酒など酒癖が悪い人とアルコール依存症を抱える人との違いは何ですか？

A. 酒癖(さけぐせ)の悪さはアルコール依存症の診断基準の中に含まれません（P.45参照）。お酒の脳への作用は個人差が大きく、「酒癖が悪い＝酔い方に問題アリ」と解釈するなら、飲む量や頻度を再検討する必要があります。

どんなに酒癖が悪くても、相談や受診につながることによって、上手に飲めるコツを個人に合わせて提案することができますので、気になる人がおられましたら相談や受診を勧めて下さい。

Q. アルコール依存症はいつ頃からあった病気ですか？

A. 発酵性飲料による酩酊の効果の発見は、今から約1万年前と言われています。紀元前8500年の古代メソポタミアでお

酒が作られていた記録が残っています。古代エジプトのパピルスには、うっとりとよい気持ちにさせる飲み物についての記述があり、墓所のフレスコ画には酩酊した人々が描かれています。

　旧約聖書ではぶどうが富と平和の象徴として登場する一方、ワインの飲みすぎの弊害について繰り返し述べられています。ノアが最古の酔っ払いとして記されていますし、「箴言」では、常習的酒飲みが、怒りっぽい気性、充血した目、奇妙な幻覚を有する人として描かれています。古代ギリシアの叙事詩や、悲劇、喜劇にも、激しい酩酊状態の無数の例が登場します。

　鎌倉時代（14世紀）に、吉田兼好は「徒然草」の第175段に酩酊した人々の醜態について、生々しく描写しています。

　「アルコール中毒」という言葉が医学の領域で初めて用いられたのは1849年で、マーヌス・フスが過剰飲酒の結果として情動や神経などに症状が現れると報告しました。類推ですが、それ以前から、<u>アルコール飲料のあるところ、「アルコール依存症」を抱える人も必ず存在したもの</u>と推察されます。

第 2 部　お酒・アルコール依存症に関する よくある質問

Q. アルコール依存症が疑われる家族や知り合いがいる時、どこに相談すればいいでしょうか？
　また、一緒に相談に行くにはどのように声をかければいいのでしょうか？

　A．まずは自らの飲酒量を調べてみるように勧めてみるのはいかがでしょうか？抵抗感が強い場合は、インターネットを用いて現状を評価することもできます。厚生労働科学研究で作成された「SNAPPY-CAT」というツール（https://www.udb.jp/snappy_test）では、ウェブ上に3つのプログラムがあります。様々な種類のお酒がイラストで表示されており、アルコール関連問題の重症度に関して一人で回答することができる上、なおかつ個別性のあるフィードバックやアドバイスが得られます。フィードバックでは、具体的に実行可能な取り組み（飲酒日記の記載、動画や参考ウェブサイトの閲覧）を紹介しています。

　自らの飲酒量について調べるだけで、自然と量が減っていく人もいますので、まずはこういったウェブサイトに、スマートフォンやタブレット、パソコンなどから気軽にアクセスして頂ければと思います。その中で、本人もしくは周囲の方が相談し

たいと思われた場合、上記サイトの専門医療施設、もしくはアルコール依存症診療を実施している医療機関への本人の受診、もしくは、本人がその気にならない場合は家族のみの相談をお勧めします。

パソコンは苦手と思われた方は、各都道府県及び政令指定都市の精神保健福祉センターに連絡をとってみて下さい。場所によっては、依存症診療を行っている医師や看護師、保健師による相談を受け付けているところもあります。もしくは生活習慣病などで通院中の、かかりつけ医に相談してもよいでしょう。いずれにしても、<u>「アルコール関連問題や依存症の相談のため」と表現せずに、「あなたの健康面が心配である」ということを前面にして相談に行く</u>ことをお勧めします。

Q. アルコール依存症になると脳が萎縮すると聞いたのですが本当ですか？

A. 個人差はありますが、習慣的に飲み続けると脳は縮む方向に変化を起こします。これはアルコール依存症を抱える人にだけ生じるのではなく、1日あたりアルコールを40g（ビール1000mlもしくは日本酒2合弱）以上の量を飲む習慣がある人

は、飲まない人よりも脳が萎縮することが日本の調査で報告されています。

　アルコール依存症に至る人であれば、それよりも多く飲み続けている場合がほとんどで、脳が萎縮している人が多いのが現状です。時間はかかりますが、<u>断酒治療により、お酒によって萎縮した脳は少しずつ戻る</u>ので、回復の目標や励みにもなることでしょう！

　脳が萎縮するメカニズムについては諸説(しょせつ)ありますが、お酒が神経細胞になる前段階(ぜんだんかい)の未熟(みじゅく)な細胞（神経幹細胞(しんけいかんさいぼう)など）の成長を妨げることも一因(いちいん)であると考えられています。

Q. アルコールの問題があれば、入院しないといけないのでしょうか？入院すればすぐに治りますか？

　A. アルコールの問題があれば入院しなければならない、ということはなく、相談や外来治療(がいらいちりょう)の中で飲酒量が減少し、問題が軽減していくことは十分にあります。ただし、家庭や職場でのストレスが大きく、今の生活ではお酒をやめる、もしくは減らすことが困難であれば、入院も一つの選択肢(せんたくし)となります。

　では、入院すればすぐに問題が解決するかといえば、そうと

も言えません。アルコールの問題を抱える人はアルコール依存症の可能性があり、アルコール依存症は慢性疾患であるため、治療を継続する必要があります。ですので、入院治療することにより、お酒をやめる、もしくは減らすきっかけの一つになる上、体からアルコールが抜けた状態を体験することができます。実際に入院してしばらく経過すると、「体が楽になった」、「ごはんっておいしい」と喜びながら、「入院前には想像できなかった」と話す人も少なくありません。

　さらに、脳の機能が戻り始めると考える力が伸びてくることを実感できるようになり、このことは画像研究でも支持されています。また、依存症治療病棟のある病院では他の患者さんや自助グループの人と関わる機会が多くあります。その中で、支援者を信頼して話ができ、一緒にお酒をやめていくことのできる仲間と出会い、その関係が退院後も続き、お酒をやめ続ける助けになります。

　アルコール依存症を治療するために入院しても、入院中にすべての問題が解決するわけではありません。退院後も引き続き本人の抱える生きづらさに焦点をあてつつ、飲酒の引き金となるものやストレスへの対処について話し合い、再飲酒を繰り返したとしてもあたたかい支援を継続していくことが重要です。

Q. アルコール依存症だけでなく、認知症も抱えており、お酒をやめるように言っても覚えていないのですが、どうしたらいいでしょうか？

A. 認知症のタイプにも重症度にも左右されるとは思います。理解力の低下や記憶障害が軽度であれば、部分的な理解が得られて治療が可能な場合もあります。その反面、重症であれば困難な場合もあります。

つまり、お酒をやめることに対する理解の程度、計画を立てて実行する力の程度、そして、そういった計画を覚えておくことができるかどうかにかかっています。

アルコール依存症と認知症を両方抱える人の治療においては、お酒を飲むことが物理的にできない環境（施設など）での生活を余儀なくされる場合もありますが、在宅で断酒し続けている患者さんも少なくありません。なるべく早く医療機関に相談するようにしてください。

Q. アルコール依存症の治療はいつまで続けるものなのでしょうか？

A. アルコール依存症は「回復はあっても治癒はない」などと語られてきました。「治癒がない」のであれば、理論上は治療に終わりがありませんが、結局のところ、治療をいつまで続けるかを決めているのは患者さん自身なのです。

患者さんが相談・診察に来なくなる場合があります。その理由は、長い期間断酒できていて、睡眠薬や精神安定剤などを処方してもらわなくても大丈夫と考えていたり、再飲酒しはじめて主治医に怒られるのが嫌だと考えていたり、さまざまでしょう。連続飲酒状態に陥り、診察に来られる体調ではなくなったという場合もありえます。

患者さんが治療を希望し続けるのであれば、理論上は一生涯通院することができます。「通い続けることで、過去のお酒にまつわる失敗を忘れずに済むから」「外来で昔からの仲間と会うことが断酒の張り合いになるから」「抗酒剤を飲むことが自分にとってお守り代わりだから」「診察を続けることで家族が安心してくれるから」「定期的に先生からアドバイスをもらうことが必要だと思うから」など、理由はさまざまです。何年も、

場合によっては何十年も安定した断酒が続いているのに、通院を続けている患者さんもおられます。海外の研究によると、<u>治療期間が長く続けば続くほど、それだけ長期にわたり断酒が続く確率も高くなる</u>と報告されています。

しかし10年以上断酒していた人でも、再飲酒してしまう人は一定数いるので、何年断酒すればそれ以降は絶対安心、ということは結局ありえないのです。お酒を長期間やめ続けることができている人は、怒りや不安、孤独感(こどくかん)などさまざまな感情に襲(おそ)われた時も飲酒以外の方法で対処できるといった自信を持っています。そして、実際にそのような感情に襲われた際に、酒に頼るのではなく、頼ることができる「人」に助けを求めることもできるでしょう。<u>つらい気持ちを抱えた時、一人で我慢(がまん)してお酒で心に蓋(ふた)をするのではなく、「助けて」とSOSを出せる「人」にたくさん出会うことが断酒継続の秘訣(ひけつ)</u>です。

まとめると、<u>患者さんにとっていつでも気軽に本音を言えて、相談できる人を増やすことが依存症治療の最終目標</u>と言ってもよいでしょう。初めて医療機関につながった患者さんには、本音で相談できる人がほとんどいません。それだけ心理的に孤立(こりつ)してしまい、お酒以外に頼る先が無かったとも言えます。ですからまずは患者さんと最初に出会う医療関係者が、患者さんにとって安心して本音を言える良き相談相手にならないといけま

せん。医療関係者以外に頼れる先がない初めの時期には、患者さんの病状によってさまざまな治療薬も、お酒以外に患者さんが頼ることができるものとして重要な役割を果たしてくれます。

　まずは医療機関で上手に人や治療薬に頼る練習を重ね、そこを踏み台にしてさらにアルコール依存症関連のリハビリ施設や自助グループに通い、そこでも本当の気持ちを分かち合うことができるようになっていけば、患者さんが頼ることのできる「人」のネットワークは飛躍的に広がります。もちろん必ずしもリハビリ施設や自助グループでなくても、職場に復帰したり、パートナーと同居を始めたり、グループホームに入所したり、何らかの安定した人間関係を得ることで継続的な断酒を実現できる患者さんもいます。

　目安としては、信頼できる他者と一定時間過ごせる昼間の「居場所」ができ、つらい時や困った時に、気軽に本音で相談できる人や窓口を複数持てるようになれば、医療機関の役割はそろそろ脇役に移る時期と言えるでしょう。

　<u>**依存症の治療は、患者さんの心理的孤立がなくなるまで続ければよい**</u>のです。

第2部　お酒・アルコール依存症に関する よくある質問

Q. アルコール依存症になったら1滴も飲んじゃいけないの？治療は断酒しかないのでしょうか？

A．アルコール依存症とは「お酒が生活の中心となり、飲酒のコントロールを失う」疾患であるため、その治療は<u>断酒を継続することが中心</u>となります。なので、厳密に言えば「1滴も飲んではいけない」という結論になりますが、「お酒を飲まずにいられない！」身体・心理・環境には個人差が大きいので、突然やめることを決断できない場合もあります。

「お酒を飲まなければやっていられない」という状況でお酒を飲むことにより対処してきた生活習慣であったのならば、むしろ急にお酒をやめることは命の危険を伴う場合すらあります。

つまり「お酒がなくなっては生きていけない」と考え、さらに孤立してしまうので、自ら命を絶つ場合も少なくありません。では、お酒をやめることを決意できない場合は、その気になるまで治療できないのでしょうか？または、本人の意思に背いてでも治療をする必要があるのでしょうか？どちらの考え方も間違ってはいません。ただし、<u>日本においてはアルコール依存症を抱える人の受診率が極めて低い</u>ことだけは知っておいてください。

アルコール依存症を抱える人の受診状況

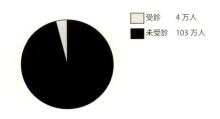

　日本では約107万人もアルコール依存症が疑われる人がいますが、精神科の医療機関に受診しているのは約4万人にとどまっています。約100万人に及ぶ人が受診していない理由が、「受診するといきなりお酒をやめさせられるのではないか」という不安に起因するのであれば工夫が必要になってきます。

　具体的には、いきなりやめることはできなくても、相談（お酒に関係しないものであっても）を続け、お酒を飲むことによる害を少しでも減らすための工夫を考えて、最終的にお酒をやめることができるように支援するのです。徐々に人との関係性を育み、自分らしく回復していくという経過を見守り、安心して話せる人や安全に生活できる環境・時間が増えることにより改善していくことができます。

　こうした考え方をハームリダクション（harm reduction）といいます。

　例えばオランダで違法薬物などを注射することにより蔓延し

たさまざまな感染症の問題に「使用済みの針を持参すれば、清潔な針を配布する」という施策が実施されています。税金でそのような対応をすることに対して、当初は反対意見も多かったようですが、今では感染症の問題は減少しているのです。

　行動の変化に時間がかかる場合も多いですが、<u>最も重要なことはお酒をやめるかやめないということよりも、相談を継続することであり、お酒に関する悩みを正直に話せる人・時間・場所が大切</u>です。

Q. 昼間からお酒を飲んでいるホームレスの人たちを見かけるのですが、アルコール依存症を抱える人は多いのでしょうか？

　A．2008年から2009年にかけて日本で初めて実施された東京・池袋の調査によると、ホームレス状態の人たちの4～6割の人が精神障害を抱えているという実態(じったい)が明らかとなりました。その精神障害の内訳(うちわけ)において、<u>アルコール依存症は約16%</u>を占めていました。一般人口における有病率(ゆうびょうりつ)と比較すれば多いと考えられます。

Q. お酒を飲み続けたら強くなると聞きますが、強くなれば依存症にはならないのですか？

A. お酒を飲み続けていると、耐性(たいせい)と呼ばれる変化が生じます。

耐性というのは、簡単に言えば「慣れること」であり、肝臓でお酒を分解する能力が少し高まります。

ですが、この「強くなる」という現象は、結局それだけ多くの量を飲酒することになるので、脳にとってはむしろアルコール依存症になるリスクが高くなると考えた方がいいでしょう。

Q. アルコール依存症になりやすいお酒の飲み方やお酒の種類はあるのでしょうか？

A. 大きく4つに分けて解説します。

1つ目は、寝酒の習慣です。寝るためにお酒を飲むと、次第に同じ量では寝付きが悪くなり、熟睡(じゅくすい)した感覚が失われ、充分に寝た感じがしなくなります。その後は不眠と飲酒の悪循環となり、寝るためのお酒の量が次第に増えて、コントロールが効

かなくなる依存症へと発展する危険性が高まります。

2つ目には、日々のストレスや不安をお酒で紛らわす習慣が挙げられます。

不快感を取り除くためにお酒を飲むことは当初は一定の効果を示しますが、次第に飲酒をしても不快感を取り除くことが難しくなり、さらにお酒を飲んで気持ちを紛らわそうとする悪循環になります。そのため、お酒を飲むこと以外のストレス発散方法やリラックスの手段などを準備しておくことが大切です。

3つ目には、迎え酒の習慣です。迎え酒をする人の中には、離脱症状を回避するために朝から飲酒をせざるを得なくなっていることがあり、この状況は、アルコール依存症に片足を突っ込んでいる飲み方であると言えるでしょう。

最後に、依存症になりやすいお酒の種類についてですが、現在のところの見解は得られていません。ただし、アルコール度数の高い飲料の方が摂取するアルコールが増える傾向があるために、飲酒によって引き起こされる問題は大きくなりがちです。度数の高いお酒は、なるべく薄めて適量を飲むことが、お酒との良い付き合い方の一つになり得るでしょう。

Q. アルコール依存症にならないように長くお酒を楽しむ秘訣を教えてください！

A.「量と飲み方と飲むタイミング」の3つにわけて解説します。

まずは量です。厚生労働省は「節度ある適度な飲酒量」としては、純アルコール量で男性では20g（ビール500ml、日本酒1合弱）以下としていますが、女性、高齢者やお酒に弱い人はこの量より少なくするべきと定めています。この量までは"危険の少ない飲酒"かもしれません。

次は飲み方です。具体的には2つ工夫すべき点があります。まずは、お酒を飲むことを楽しむようにして、<u>やけ酒（つらさを紛らわせるための飲酒）をしない</u>でください。やけ酒は病気になりやすい危険な飲み方です。そして2つ目として、食事しながらゆっくりと時間をかけて飲むように心がけ、その際はできるだけ強いお酒は避ける方がいいでしょう。

最後に、飲むタイミングですが、あらかじめ飲み始めや飲み終わりの時間を決めておくとよいでしょう。そして、休肝日を設けることも重要です。週2回以上の休肝日が勧められており、<u>お酒を飲まない日を作ることにより、アルコール依存症になる</u>

<u>リスクを軽減させる</u>ことができます。また、研究で証明されていることとして、休肝日は週に3回にすると、お酒により総死亡率が上がることはないとされています。

Q. アルコール依存症を抱える人には酒蒸しなど酒を使った料理やみりんを使用した料理を出してはいけないのでしょうか?

A. 食材の臭(くさ)みを消したりやわらかくしたり、コクを足してくれる効果がある料理酒やみりんはアルコール度数が概(おおむ)ね10数%程度含まれます。ただし、これらの調味料は「調理のさしすせそ」より前の調理過程で使用するので、<u>調理の段階で熱を加え、含まれているアルコール分を飛ばした場合には、実際に含まれているアルコールが問題になることはありません。</u>

しかし、別の問題として、例えば「酒蒸(さかむ)し」という料理の名前やその香りがお酒を連想させ、たとえアルコール分が含まれていなくても、<u>飲酒欲求を刺激することで飲酒を誘発する危険性</u>があります。ただし、奈良漬(ならづけ)のように明らかにアルコールが多く含まれている食物は危険ですので、避けてください。

また、治療の段階によっても、ご家族の心配度によっても、

自宅に料理酒やみりんなどのアルコールを置くこと自体が問題になることもあります。

そういう意味での注意も必要であることを考えると、そういった料理を避ける、家に料理酒やみりんを置かない、という選択も有用です。どうしても必要な場合には、代用案として「みりん風調味料」を用いたり、だし醤油やめんつゆなどを利用したりするなどの工夫をしている方もおられます。

こうした工夫については、<u>断酒会の家族会やアラノンなどの家族会などの方がノウハウを持っていますので、例会に参加してアドバイスをもらうとよいでしょう</u>。

Q. アルコール依存症を抱える人を宴会に誘うのはよろしくないのでしょうか？

A. アルコール依存症を抱える人は、<u>お酒の写真を見たり、お酒にまつわる単語を耳にしたりするだけで飲酒欲求が高まる</u>ということが知られています。これらの飲酒欲求をかきたてる刺激を「トリガー」と呼ぶのですが、このトリガーをいかに避けるかを考えることが治療の1つのポイントとなります。

冠婚葬祭(かんこんそうさい)は人生の節目となるイベントですが、お酒がつきも

のですので、断酒しようという強い意志を持っていてもついつい飲みたくなることが多いことが知られています。このため一般的にはアルコール依存症を抱える人は冠婚葬祭を欠席する方が望ましいと言われています。ですから教科書的には「宴会(えんかい)に誘うのはよろしくない」という答えになります。

しかし、トリガーを避けることよりも、何よりも重要なことは、<u>アルコール依存症を抱える人の主体性*を奪わない</u>ということです。アルコール依存症は失敗を繰り返しながら回復していく病気ですので、治療においては自分自身で悩んで考える習慣をつけることが大切です。失敗はできれば避けたいですが、自分で選択していく中で考えられるようになっていく過程が望ましいのです。

例えば、周りの人が心配して気を利かせてより良い選択を押し付けても、失敗すれば人のせい、成功しても人のおかげになってしまい、治療的な成長にはつながらない結果となってしまいます。誘ってもらえない孤独感も含めて、宴会に誘うことを避ける必要はないという意見も一理あるでしょう。そして、参加／不参加のどちらを選ぶかはアルコール依存症を抱えている人ご本人にゆだねていただくことが重要です。

*主体性→自分の意志・判断で行動しようとする態度

Q. アルコール依存症になりやすい人となりにくい人がいるのですか?

A. はい。「親・祖父母の代にアルコール依存症、または、アルコール依存症が疑われる人がいる」という方は、<u>アルコール依存症になりやすい遺伝的な素質</u>があります。アルコール依存症の家系はアルコール依存症になりやすいということは以前から言われていましたが、近年の研究で遺伝が関係する割合は50〜60%程度(環境が40〜50%)であると報告されています。

では、親がアルコール依存症だったらかならずその子どもは依存症になるのでしょうか?いいえ、決してそうではありません。遺伝するのはあくまで「なりやすさ(リスク)」です。遺伝に加え、環境リスクが加わると依存症にかかる可能性が格段に上昇します。

環境リスクの要素はたくさんわかっており、次ページにまとめますが、遺伝リスクが小さくても、環境リスクが大きくなればアルコール依存症になりやすくなります。反対に、節度ある<u>適度な飲酒量を守るなど、減らせる環境リスクは減らしていけば、アルコール依存症になりにくく</u>なります。遺伝リスクがないことを理由に挙げて、「うちは大酒飲みの家系じゃないから

大丈夫だろう！」と考えて飲む量が増えてしまうと、アルコール依存症になるリスクが高まるので注意が必要です。

☆遺伝と環境のリスクについてわかっているものを以下に紹介します！

<u>遺伝リスクの例</u>

・親、あるいは祖父母などにアルコール依存症を抱える人がいる
（もしくはアルコール依存症が疑われる人がいる）
・飲んでも顔が赤くならず、二日酔いがない
・最初からお酒に強く、飲み始めのころからたくさん飲めた
・飲んで記憶をなくすことがしばしばある

<u>環境リスクの例</u>

・未成年の時からお酒を飲み始めている
・友人や同僚など、まわりが日常的にお酒を飲んでいる
・習慣的にお酒を飲んでいる
・お酒が唯一のストレス解消法である
・1回の飲酒機会における飲酒量が多い
・昼酒、迎え酒をしている
・うつや不安障害など、メンタルヘルスの問題を持っている

- つらさをお酒で解消することがしばしばある
- 虐待やトラウマ体験など、生まれ育つ中で何らかの生きづらさを抱えている

P.72 〜 75 もご参照ください

Q. アルコール依存症になったらどこに受診すればいいのですか？

A. 結論から書けば、内科を併設(へいせつ)した精神科や精神科を併設した内科、そして、アルコール依存症の専門医療機関が望ましいでしょう。

アルコール依存症の治療は、お酒による臓器の障害を改善することも一つですが、<u>重要なのは「飲酒せずにはいられない」という状態を改善すること</u>です。臓器の治療だけならば内科を受診すれば良いのですが、それだけでは根本的治療とは言えません。

なぜ「飲酒せずにはいられない」かは、<u>習慣的に飲酒を続けてきた結果としての脳の機能障害だけではなく、その人の背景にある孤独感やストレスなどの生きづらさがある</u>からと考えら

れます。アルコール依存症が疑わしい場合は、内科などの身体的な治療だけではなく、精神科を受診し、心理社会的治療や薬物療法を行うことを検討して下さい。

　上記のような治療機関について知りたいのであれば、都道府県や政令指定都市の精神保健福祉センターに問い合わせたり、受診に抵抗感が強い場合は、かかりつけ医に相談して下さるとよいでしょう。

Q. アルコール依存症は遺伝しますか？

　A. 端的(たんてき)に申し上げると<u>直接遺伝することはありません</u>。しかし、遺伝の影響は少なからずあり、親が依存症を抱えている場合、その子供が罹患(りかん)する確率は一般人口と比較して高くなります（P.74～75、P110～112参照）。

　この遺伝子が意味するところは多岐にわたりますが、<u>お酒を分解するいくつかの機序に関する遺伝子において個人差がある</u>ことがわかっており、飲酒量や頻度が同じであっても、身体や脳にお酒が与える影響は人によって大きく異なります。ですので、自分の体質に合わせたお酒の飲み方について知っておくことが重要です。

Q. アルコール依存症を抱える患者さんの数は増えているのですか？

A. 2013年に行われた全国調査の結果では、世界保健機関（WHO）が定めた診断基準に基づいた、アルコール依存症の推計(すいけい)患者数（生涯経験者）は、男性1.9％、女性0.2％で、合わせて107万人存在していました。2003年に行われた同様の調査結果では、推計患者数は82万人でしたので、統計学的に厳密な検証は必要ですが、数字上は増えています。

特に、女性の推計値は2003年の8万人から、2013年では13万人へ増加しており、近年若い女性における多量飲酒者の割合や生活習慣病のリスクを高める飲酒者の割合が増加傾向にあります（詳細次頁）。

Q. アルコール依存症に関して男女差はありますか？

A. アルコール依存症を抱える患者さんの数は男性が圧倒的に多いですが、女性の患者数は近年著しく増加しています。

平成26年度の厚生労働省実施における国民栄養調査の結果

では、生活習慣病のリスクを高める量（ビール約1000ml以上、日本酒2合以上）を飲酒している者の割合は、平成22、24年度と比較すると、男性においては変化がないのですが、女性では増加していたこともあり、今後も目を離せない状況です。

<u>依存症になるまでの期間は女性の方が短く、女性は男性より依存症になりやすい</u>と言えます。この理由は、女性の方が男性よりアルコール代謝能力が低いことや、脂肪組織の多さから相対的にアルコールの血中濃度が高くなってしまうこと、そして、女性ホルモンなどが影響すると考えられています。

Q. アルコール依存症はどのくらいの期間飲んだら発症するのですか？

A.「〇年間酒を飲んだらアルコール依存症になる」というような決まった期間はありません。アルコール依存症の発症には個人差がかなり大きいと言われており、性別によっても異なります。一般的に女性は男性と比べてより早期にアルコール依存症を発症しやすいことが知られています。

また、習慣的な飲酒とも関係が深いと言われており、次第に同じ量の飲酒では同じように酔えなくなり、徐々に飲酒量が増

えていきます。

なお、「お酒を飲み始める年齢が早ければ早いほど、将来アルコール依存症になるリスクが高くなる」ことが、米国で行われた大規模な調査によりわかっています。

Q. 体を壊しているのに、家族のことを思っているのに、依存症になるとなぜやめられないのですか？

A. アルコール依存症は脳の病気で、<u>お酒をやめなければならないことをわかってはいるもののやめられないところが病気の本質</u>です。

つまり、多量に長期間お酒を飲んできた結果として脳に変化が起こり、お酒のコントロールを失ってしまったのです。ただ好きで飲んでいるように見える人も、<u>ご家族がつらい思いをしていることや、自分の体が悲鳴を上げていることに気づいている人</u>がほとんどです。

そして、多くの人が何度もやめる努力をしたけれども結局やめられなかったという経験を持っています。<u>お酒をやめるには工夫が必要</u>であり、どんな工夫をこらせばいいかを一緒に考えるのが医療・保健機関の役目です。しかし、ご本人に病院に行

くよう促してもなかなか受診しようとしないことも多いでしょうから、ご家族だけでも病院や精神保健福祉センターに相談に行くことをお勧めいたします。

抱えている心理的な生きづらさを支えていくことが重要です！

Q. アルコール依存症は予防できますか？

A. **予防は可能**です。アルコール依存症はある日突然なるものではありません。習慣的に飲酒を続けていると、酔うために必要なお酒の量が少しずつ増えるため、時間をかけて多くの量を飲酒するようになっていきます。

このような多量飲酒を背景にして、親しい人との死別や家族関係の悪化などの大きなストレスや、(例えば退職して急に自由な時間が増えるなどの) 生活習慣の大きな変化が組み合わさると急速に依存症へ進行することがあります。生活上の出来事は予測できないものもあるため、やはり依存症を予防するためには日頃からの飲酒量を控えておくことが大切です。

しかし残念ながら、日本社会はお酒に対して非常に寛容であり、メディアは飲酒の良い面を強調する傾向があります。実際

に、メディアによるお酒の広告は若者をターゲットにしたものでなくても、若者が飲酒を開始する年齢を引き下げることにつながることが報告されています。そして、早く飲酒を開始した人ほど依存症になりやすいことがわかっています。

また、健康になりたいとお酒を控えることを決断したとしても、周囲の人が多量に飲みながらも元気そうであれば、「まあ、これくらい大丈夫だろう」と楽観的になり、多量の飲酒が普通のことのように感じられてしまいます。

飲酒機会の多い人ほど、頻繁にお酒を飲む人と一緒に飲む機会が多いため、お互いの飲み方を見ながら相対的に自分の飲酒量がさほど多くないと勘違いしてしまいます。このように多めの飲酒量を基準にしてしまう人がいれば、注意が必要です。最近の日本の調査では、飲酒量が多い上位 20% の人達が、全体のおよそ 70% のアルコールを消費していることが明らかになりました。

<u>アルコール依存症の予防として、まず多量飲酒の習慣を作らないこと、そして一度できてしまったのであれば、その飲酒量を減らすということが鍵になります</u>。社会や周囲の人からの飲酒を促進する力に抵抗することは簡単ではありませんが、自分自身が健康でありたい気持ちとお酒の影響について考え、「節度ある適度な飲酒」を参考にしながら時々自分の飲酒習慣を振

り返ってみることが大切です。

　アルコール依存症を予防する目的として、少なくとも週に2回以上の休肝日が勧められます。休肝日*と良く言われますが、依存症の予防の観点からしますと、実は脳がお酒に適応し過ぎないように"休「脳」日"を作るという大切な意味があるのです。お酒は楽しみの中心ではなく、あくまでも脇役であることを意識しましょう。

　最後になりますが、個人の努力だけでは限界があるため、社会全体で予防に取り組むことも当然必要になってきます。広告の規制や啓発（けいはつ）など対策は様々ですが、医療や保健の分野においても、飲酒量を低減するための相談や介入の整備が必要です。この一つとして、ブリーフ・インターベンション（簡易介入または短期介入）という関わりがあるのですが、保健師等により多量飲酒が疑われる人に対して飲酒状況を確認し、その結果に応じた簡潔なアドバイスを提供するというものです。このような介入が内科、救急外来、かかりつけ医、職場の検診などの多領域で行われることが期待されています。

> **＊休肝日について**
>
> 厚生労働省のアルコールに関する特定保健指導やアルコール健康医学協会の「適正飲酒の10か条」において、「週に2日は休肝日に」という記載がございますので、本文では「週に2日」を採用しておりますが、日本の研究では、休肝日を週に3回設けると、お酒による死亡率の増加を予防できることがわかっています（P.106～107参照）。

Q. アルコール依存症の治療に関する薬剤はありますか？

A. 主なものとしては離脱症状を軽減・予防するための薬と、断酒の継続を助けるための薬があります。薬剤を上手に活用することで断酒を継続しやすくなります。習慣的に飲んでいたお酒を急にやめると、手の震えや発汗、吐き気やイライラ感などのアルコール離脱症状が現れる可能性がありますので、これらの症状を抑えるために、ベンゾジアゼピン系薬剤が用いられます。注意するべきこととして、これらの薬剤にも「依存性」があるために、症状が改善するにつれて薬の量を徐々に減らすという方法が一般的です。

第2部　お酒・アルコール依存症に関するよくある質問

　断酒の継続を助けるために用いられる薬には断酒補助薬と抗酒剤があります。断酒補助薬は脳に作用して、お酒を飲みたいという気持ちを抑えます。抗酒剤は「酒に抗（あらが）う薬剤」と表記しますが、お酒が嫌いになる薬ではありません。抗酒剤は肝臓に作用してお酒を分解する能力を低下させるので、服用中に飲酒すると急性アルコール中毒の状態になります。そのため、「飲みたい」と思った際に、お酒を飲むことをとどまるのを助けてくれます。

　<u>いずれの薬剤でも、その服用意義を理解できる人が自分で服用することを決めることが重要</u>です。また、服用を継続するために、ご家族の前で服用するなどの工夫が効果的です。

Q. アルコール依存症になる人はもともと意志が弱い、だらしない人なのでしょうか？

　A. <u>アルコール依存症はお酒のコントロールを失う脳の変化によるもので、意志の強さには関係せず、飲酒習慣と個人の体質に大きく影響を受けます</u>。

　お酒に関する問題が増えているにもかかわらず、お酒を飲むことをやめることができなくなっていますので、「意志が弱い

のでは？」と誤解されることも少なくありません。

アルコール依存症を抱える人と関わっている立場の意見ですが、むしろ意志が強い人のほうが多いのかも？という印象があります。

Q. アルコール離脱症状ってどのようなものを指しますか？

A. 離脱症状は<u>お酒を長期に飲み続けている人が、急に飲酒をやめて（減らして）、体内のアルコールが急激に減少したときに出現する症状</u>を指します。

習慣的に飲酒を続けていると、脳の活動を低下させるお酒に対抗して、それに負けじと脳を興奮させる細胞が増えることによってバランスをとるようになります。ですが、長期にお酒を飲み続けていた人が何らかの理由で飲酒できない状態になった場合（身体治療での入院なども含めて）、脳はその興奮させる細胞に相対的に偏ってしまうために症状が現れると考えられています。

時期によって早期症状と後期症状に分けられます。早期症状は飲酒をやめて数時間～48時間以内に出現するもので、手・

体のふるえ、発汗、吐き気、けいれんなどの症状がみられます。後期症状は飲酒をやめて 48 ～ 96 時間で出現するもので、意識の変化、激しい興奮、幻視（幻覚）、時間や場所がわからなくなる等の症状がみられます。

　早期症状の出現なく後期症状が出現することは 10% 未満であり、離脱症状は薬を使用することでほぼ予防が可能ですので、<u>これらの症状が疑われる際は時間を気にせずに救急受診</u>をお勧めいたします。

Q. 自助グループ（断酒会・AA）はどんなところですか？

　A. 自助グループは、アルコール依存症を抱える人達が定期的に集まり、お酒にまつわる体験談や、つらかったことの共有や希望の分かち合い、そして、情報交換などが行われています。<u>お酒をやめたいと思っている人なら誰でも参加できます。</u>

　日本では断酒会と AA（アルコホーリクス・アノニマス）が有名で、断酒会では例会、AA ではミーティングが活動の中心となります。

　<u>同じような問題をもつ仲間と出会い、体験を語り合うことで、</u>

<u>断酒のモチベーションを保ちやすくなり、断酒継続の大きな支えとなります。</u>断酒会と AA では匿名性や運営の仕方などで違いがありますが、参加メンバーによっても雰囲気が異なります。まずはお近くの自助グループに足を運んで、自分に合う場所を見つけていただければと思います。

Q. 自助グループに行くと悪友ができるって本当ですか？

A. 難しい質問ですが、よく耳にする質問でもあります。

考えを整理するために、別の例に置き換えて考えてみましょう。

「塾(じゅく)に通うと、悪友(あくゆう)ができるって本当ですか？」

いかがでしょうか？確かに、塾の中にも、意欲に乏しい人もおそらくいるでしょう。

しかし、一般的に、受験をする意識に乏しい集団と比べると、勉強に熱心な人の割合は高いはずです。塾に入って悪友とつるむのか、頑張っている人と切磋琢磨(せっさたくま)するのかは、塾という枠組みよりも<u>本人の気持ちの面が大きい</u>のではないでしょうか？

何事も 100% はありませんし、マイナスポイントもあるはず

です。大事なのは良い面と悪い面のどちらに目を向けるかです。

話を自助グループ（断酒会やAA）に戻すと、「自助グループに行くと悪友ができるって本当ですか？」の質問の答えは、自助グループの枠組みではなく、<u>本人に断酒する気があるかどうかが大事</u>だということになります。

Q. 自助グループに行くことに抵抗感が強い人にはどのように関わればいいですか？

A. 自助グループを勧められてもなかなか行けない、抵抗感が強いということは少なくありません。<u>治療において自助グループはとても重要な役割を占め、自助グループに参加を継続している人の方が断酒の成績は良い</u>ことは明白です。まずはそのことを本人に伝えるとよいでしょう。自助グループに行けない（行きたくない）理由は人それぞれです。どうして行きたくないのか、直接理由を聞いてみることもよいでしょう。理由が言葉にならず、なんとなく抵抗感が強いという人もいるでしょう。"食わず嫌い"のような場合は、最初の1回や数回程度一緒に参加する人がいるだけで、その後はスムーズに参加できるようになることもあります。

また、人前で話すのが苦手という人もいます。その場合は話すことを強要せずに、<u>聞くだけでもよいことを伝えたり、話す内容を一緒に考えたりすると行けるようになる</u>かもしれません。自助グループは人の集まりであり、ある程度グループ毎の特色があります。年齢や性別、価値観などのグループの色合いがどうしてもあわず苦痛に感じる場合には、他地域のグループへ参加してみるとよいかもしれません。

　自助グループは、断酒にとても有効な手段ですが、自助グループに通うことなく、断酒を継続できている人が多くいることも事実です。人の話を聞いて共感できる能力には個人差があり、共感しにくい場合には参加によりかえって苦痛や孤独感が強まるかもしれません。そして、人とのコミュニケーションが極端に苦手な人もいます。自助グループに通うことができない場合には、<u>無理に勧め続けるのではなく、デイケアや作業所など、地域の利用可能な社会資源の中で、作業活動をすることを目指して</u>もよいかもしれません。

Q. 自助グループに家族も一緒に行った方がいいですか？

A. ご家族が自助グループに行くことには、3つの良い点があります。

1点目は、当事者がどんな場所に行っているか、何をしているか、どんな人たちに出会っているかなど、<u>自助グループを理解できる</u>ようになります。

2点目は、ご家族同士の知り合いができることです。病気になって苦しむのは当事者もご家族も同じです。<u>自分たちだけが苦しんでいるのではないと体験を通して知ることや、知り合った人達に質問をして答えをもらうことができる</u>など、ご家族の孤独感を解消できる利点があります。

最後に、当事者自身が回復しやすくなる可能性があるということです。病院の家族会に出ているご家族がいる人とそうでない人を比較すると、入院して以降の2年間における断酒率が高いというデータがあります。診療現場での実感ですが、ご家族だけで自助グループに参加しても一定の効果があります。可能であれば、<u>当事者が参加することに抵抗感が強くても、ご家族だけで自助グループに参加すること</u>をお勧めいたします。

第 2 部　お酒・アルコール依存症に関する よくある質問

市民のためのお酒とアルコール依存症を理解するための ガイドライン　作成後記

　お酒は身近な飲み物ですが、そのメリットばかりが強調されてデメリットを知る機会は少ないように思います。正しい知識を得る機会がないままにお酒に関連する疾患にかかってしまう人が多く、私たち医療者は胸を痛めてきました。本書には、さまざまな対処方法をなるべく具体的に記載しました。この冊子があなたやあなたの身近な人たちにとって、お酒との付き合い方や関連する問題について考えていただくきっかけになることを願っております。

　我々の研究により、アルコール依存症を抱える人は、お酒の問題だけでなく、その根底に潜むさまざまな生きづらさを抱えていることがわかっております。この点を皆様に理解していただくことが、本書の重要なポイントなのです。

　私たち作成委員は、お酒に関連する問題や困難を抱えている人達への治療や研究に従事しておりますが、医療だけでは完結しえない多くの問題があることを実感しております。こうした問題を解決すべく、私たちは今後も精一杯努力をし、皆様ともいろいろな形で連携をとらせていただければと考えております。

　本書が、皆様のお役にたてましたら幸甚です。

平成 28 年 3 月
市民のためのお酒とアルコール依存症を理解するための
ガイドライン作成委員会

第3部
ARASHI（アラーシー）
ゲームマニュアル

ARASHI（アラーシー）ゲームマニュアル

ARASHI（アラーシー；Addiction Relapse prevention by Amusement-like Skill-up tool for Help-seeking Innovation）は治療的な要素を含むカードゲームです。

危機カード「負担のかかる状況」（飲酒・薬物使用・ストレス）

アイテムカード「切り抜けるヒント」＋「3種類のお楽しみカード」

負担のかかる状況が書かれた各種の危機カード（アルコール・薬物を使用したくなる状況・ストレスの増加する状況）と、25種類のアイテムカードを用いて、どうやって危機状況を乗り切るかをできるだけ具体的に考えるゲームです。

準備するもの

- ARASHIカードセットのみ

  危機カード（飲酒・薬物使用・ストレス増加＋本日のカード）

  アイテムカード（＋スペシャルアイテムカード・おたすけカード）

第3部　ARASHI（アラーシー）ゲームマニュアル

（集団で使用する場合にあると好ましいもの）
- 飲み物やお菓子など(なるべく楽しみながらプレイして下さい)
- ホワイトボード（出た案を書きとめるために使用）
- デジタルカメラなど、ホワイトボードの内容を記録しておけるもの

ゲームの進め方

参加人数は何人でも構いません。多い場合はチーム戦も考慮して下さい。

1. 用いる危機カードを決めて、アイテムカードと山を作る。

　アイテム　　　アルコールの危機　　薬物の危機　　ストレスの危機

アルコールを飲みたくなる状況、薬物を使いたくなる状況、そしてストレスが増加する状況の3条件毎に、それぞれ25種類ずつあるので、遊ぶ際にどれを何枚用いるかについてはご自由にお決め下さい。

2. じゃんけんで順番を決めて（好きな山から選べる）、危機カードの山から1枚引き、参加者に見せる。そして、その危機カードについて、過去の体験や率直(そっちょく)な感想、そして、実際に用いたことがある対処(たいしょ)など、参加者で簡単に話し合う。

　　次にアイテムカードの山から2枚引き、その危機状況をそのアイテム2つを用いてどのように乗り切るかを考えて発表する。アイテムは、2つを組み合わせて使ってもいいし、バラバラに使ってもいいのでなるべく自由に対処を考える。

3. どの対処が上手もしくは面白かったかを参加者全員の総意(そうい)で勝敗を決める。

（もしくは勝敗を決めずにただただ対処をみんなで学ぶ機会にしてもよい）

第3部　ARASHI（アラーシー）ゲームマニュアル

3種類のお楽しみカードの紹介

① <u>おたすけカード</u>（引いた場合はもう一枚アイテムを引く）は、自分一人で解決できない場合に、誰かに頼ることができます。参加者の中から誰かを指名し、アイデアやヒントをもらうなど、協力して乗り切ることを促(そくしん)進するカードです。

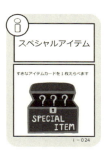

② <u>スペシャルアイテムカード</u>は都合のいいアイテムを自由に使えるオールマイティカードです。よく用いる対処を紹介できるといいでしょう。

例）くまのぬいぐるみ、先輩にもらったお守り、大切な人・好きなものの写真など。

135

③ <u>本日のカード</u>は日替わりの危機カードです。参加者の近況に応じてあらかじめ設定しておくには開始前に発表しておく必要がありますが、設定しなくてもかまいません。

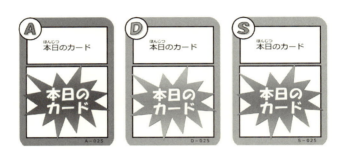

以下の4つのパターンを想定して作成されています。
① 2人以上であれば何人でもできる個人戦
② チーム戦
③ 個人治療
④ 集団治療（グループ療法）

第3部　ARASHI（アラーシー）ゲームマニュアル

具体例を以下に示します☆

危機カード（ぶつだんにお酒がある）

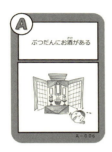

アイテムカード（ボールペン、自転車）

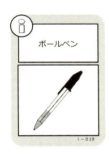 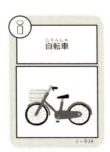

- ボールペンで家族に次のような置手紙を書く。「仏壇のお供え物にビールがあったから飲みたくなったんよ！今から自転車で別のお供え物買いに行くから、だれかビール処理してくれるかな？処理できたらケータイに連絡してね♥」

- ボールペンで缶ビールの側壁を強く突き、あふれさせて飲めないようにする♥
- 自転車でお酒が売っていない方角に向かって、サイクリング♥

危機カード（すれちがった友人がそっけない）

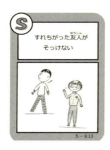

アイテムカード（メモ帳、自動車）

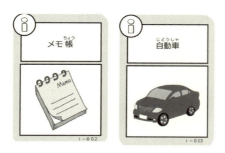

- メモ帳で楽しい予定を確認して（なければ無理やり書き込んで）、売人の居ない方にドライブする♥

- 気持ちを正直につづり、それをやぶってゴミ箱に捨てて、嫌な気持ちとさよならする (=^∇^)ノ"さよなら〜♪
- 車の中で一人の時間をつくれる！好きな音楽を音量上げて聞くわ！叫んでも大丈夫な場所なの♥

是非、多くの仲間と一緒に、たくさんの視点で考えて、いろんな対処を考えてみましょう！

難易度設定のバリエーション

☆ ARASHI はその参加メンバーにより自由に難易度を変えることができます☆

以下の順に徐々に難易度が上がりますので、遊ぶ際にどのルールで遊ぶかをあらかじめ決めていただければ幸いです。

レベル1. オープンカード（いちばんやさしい）

危機カードを引く際に、「対処できないカードを引いてしまったらどうしよう」「いきなり出たカードに対応するのは不安」、「思いつかないと恥ずかしいなぁ」などといったような抵抗感

を減らすことができるように、あらかじめすべてのカードが見えるようにして広げておいて、対処できそうな（したことがある）、もしくは、おもしろそうな回答が話せそうな危機カードを自分で選んで、その対処について話すというやり方であり、慣れないうちはおススメです☆

レベル2.　マニュアル通り

（前述したとおりに1枚の危機カードに2つのアイテムで単回の対処）

レベル3.　反復的訓練

2.を2〜3回繰り返す。実生活ではこうした危機が重ねておこる場合があるので、それを想定したものです。一つの危機状況ならもう対処できるかな？という自信がついてきた場合には、ぜひ勇気を持って挑戦してください☆

第3部　ARASHI（アラーシー）ゲームマニュアル

レベル4．2〜3枚危機カード＋アイテムカード（2枚）
単回（いちばんむずかしい）

一度に危機状況を複数枚引いてしまうと、状況がややこしくなることが多くなってしまう（例えば②「お神酒を配っている」と⑥「仏壇にお酒」を同時にひいてしまうと神社にいるはずなのに、家にもいることになる）ので、ストレスが増える状況カードを1〜2枚引いてから、お酒もしくは薬物カードを1枚引いて対処して下さい。とても耐えきれない状況ですが、いつかはトライしてみてください。☆

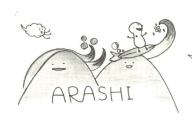

対処の嵐を巻き起こせ♥

ARASHI 危機状況カードの解説

危機状況（アルコール 25 種類＋薬物 25 種類＋ストレスが増える 25 種類）

アルコール
① 「おごってあげるから今日ぐらい一杯飲もう」とさそわれた

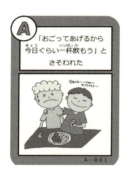

「飲みたい」と「やめたい」の二つの極端な考えに悩まされている時に、このような周囲の働きかけなど、些細な刺激によって再飲酒に至る危険は高まりやすくなります。「誘われたから仕方がなかった」という言い訳ができるという悪魔のささやきにも似た考えが浮かんでも当然ですが、「誘われても飲まずに済んだ」という体験は自身の身体で体験するしかありません。治療の開始当初はこうした場を避けるという手もありますが、徐々にお酒のある場面を体験しながら飲まずに過ごせる体験を積むことが重要です。

② 神社にきたら、無料でお酒がふるまわれている

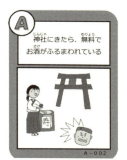

比較的限られた時期にしかない現象ですが、正月やお祭りなどの気分が高まる時期であることが注意したいところです。さらに「無料」という条件は、人間の行動に多大な影響を及ぼします。「タダより高いものはない！」と気合で乗り切るだけではなく、少し工夫した上で乗り切れるようにしたいです。

③ 大切なひとの結婚式だから参加したけど、カンパイしなくちゃ

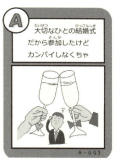

昔から世界共通で冠婚葬祭にはお酒が付きものでした。「乾杯だけして口をつけなければいい」と思っていたけど、「少しくらいいいや」という考えも同時に浮かんでくると、なかなか対処が難しくなったりします。治療開始当初は冠婚葬祭や歓送迎会を避けるのも一つの手段ですが、参加する場合には事前に飲まずに過ごすことを支援してくれる仲間を見つけておくといいでしょう！

④ コンビニのレジ横にやすくなったお酒がある

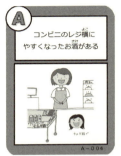

値段が下がっているセール品はつい買ってしまうものです。この少しのお得感から気が緩みそうになるのも仕方がありませんが、このすぐに手が伸びそうな瞬間は他にも多く、「長い目で見て高くつきそう」と考えるとよいでしょう。

⑤ 臨時収入

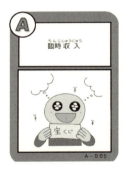

自由なお金が手に入ると好きなお酒を買うことができる感覚がよみがえります。お金を持たないようにして過ごすという対処も役には立ちますが、いきなり多額のお金を手にしてしまうと何も考えずに買いに行ってしまいがちなので、注意が必要です。

⑥ ぶつだんにお酒がある

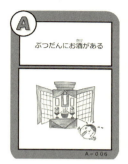

ご家族はご先祖様に準備したつもりでも、実物が目の前にあるという強烈な刺激に加えて、「手を伸ばせばすぐに手に入る」状況です。お酒が好きだったご先祖様に申し訳ありませんが、事前にご家族にお願いしておくとよいでしょう。

⑦ コンビニのくじでウコンドリンクがあたった

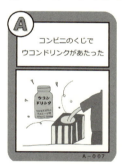

「以前はお酒をたくさん飲むために事前にこうしたドリンク剤を飲んでいたなぁ」ということを想起させ、飲酒のイメージが浮かんでくる可能性のある状況です。この状況は栄養ドリンクにも応用することができ、栄養ドリンクには概ね少量のアルコールが含まれている（特に抗酒剤*を服用している人は注意してください）ことも併せて覚えることができるといいでしょう。（*P. 120〜121参照）

⑧ CMでおいしそうにお酒をのんでいる

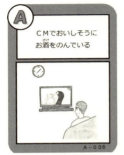

視覚・聴覚的な刺激で、脳が勝手に反応することが脳画像研究で指摘されており、自分の意思にかかわらず飲みたい衝動を経験することを多くの患者さんが体験しています。特に夏にはその頻度が増える傾向にあり、「録画したドラマはCMを省略する」「テレビを見る時はリモコンを手元に置いておき、CMの時はチャンネルを変える（目をつぶる）」など、カードなしでも対処してみましょう。

⑨ 法事の席でお酒をすすめられた

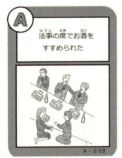

冠婚葬祭の行事では「今日くらいいいじゃない」という誘惑が生じやすく、目上の親せきからお酒を勧められるとなかなか断りにくいものです。「すぐに席を外す」「助けてもらえるように事前にご家族にお願いしておく」「ついでもらうが飲まずに他の用事をする」など、カードなしでも対処してみましょう。

⑩ お酒にあいそうなおつまみを見つけた

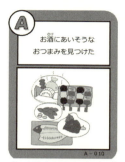

いつもお酒とセットだった食べ物は、人によってかなりの数に上ります。お刺身やおつまみなどがその代表選手であるように思いますが、食べることはできても飲めない違和感を体験する場合があります。自分にとっての飲みたくなるような食べ物は何かを意識して、生活の中で注意できるとよいでしょう。

⑪ ねむれない・・・

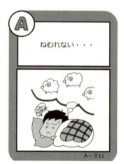

健康を維持するに当たり、睡眠は重要です。睡眠が十分にとれないと翌日の体調に影響が出ることが多く、眠れないと不安が高まります。アルコールは睡眠の質に関しても、量に関しても低下させることがわかっており、寝るための飲酒は控えて下さい（参照 P.41 ～ 43）。

⑫ おなかがすいた〜

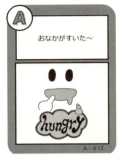

おなかがすくと飲みたくなることは昔から知られている事実であり、いつからか「空腹になることを避け、何か食べられるものを持ち歩く」という対処はとても有名なものです。特に空腹でイライラしやすい人はなおさらのようです。

⑬ のどがかわいた

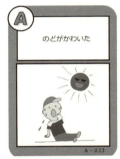

お水代わりにビールやチューハイなどの低濃度(ていのうど)アルコール飲料を口にしていた人ほど注意しましょう。特に注意したいのが、風呂あがりと少し気温が高くなった日などが挙げられます。一般的な対処として、水筒に氷やお茶を入れて持ち歩く、帽子をかぶる、飴やガムを携帯することなどが挙げられます。

⑭ お酒をのんだことをうたがわれたとき

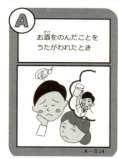

運動した後や風邪をひいたときのように少し体温が高かったり、日中の日焼けなどが原因で顔が赤かったり、においのするものをたくさん食べている状況に出くわすと、周囲の者は飲酒したのではないかと疑念を抱くことがあります。

特に、アルコール関連問題を持つ人のご家族はこの傾向が強く、飲酒に伴う問題が生じる不安から、つい「飲んだのではないか？」と考える癖がついている場合があります。迷惑をかけてきたことに対しては一定の理解を求められる面もありますが、疑われてしまうとせっかく頑張ってきたことを評価してもらえず悲しくなってしまいます。具体的には、「調子がいいだけさ♥」、「もし飲んだ時はちゃんと話すね☆」など、攻撃的ではない対応が望ましいでしょう。

⑮ 明日はやすみだー！

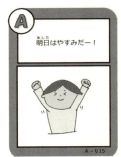

翌日が休日であれば、「以前はたくさんの量を飲める日だった」という記憶がよみがえってくることがあります。また、充実した仕事や勉強ができていれば、その達成感から気が緩んでしまうこともあるようです。充実した生活がリスクになるという視点はあまり喜ばしくはありませんが、注意したいところです。

⑯ バーベキュー

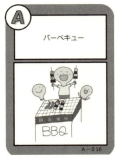

同じ食べ物でもバーベキューだとおいしく感じるように、お酒もきっとおいしく感じるだろうという気持ちになります。以前の飲酒体験がよみがえることも少なくありません。また、自分は飲まないつもりで参加していても、目の前で楽しそうに飲んでいる友達がいると、飲みたい気持ちが強くなったりします。

参加することを考えることがあってもいいでしょうが、参加す

るのであれば、「飲まないように運転手をかって出る」「料理酒を使わないメニューに限定する」など、具体的に飲まないための工夫が準備できるとよいでしょう。

⑰ ひさしぶりにむかし一緒にのんでいた仲間にあった

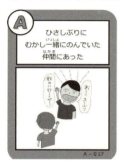

昔一緒に飲んでいた仲間は「今の私」についてあまり知ることもなく、以前と同じイメージを持っていることが多く、「またおいしいお酒を一緒に飲もう！」と思うことでしょう。その思い出は大切にしたい（したくない場合も）ですが、「今お酒をやめていること」を伝えるかどうかを問わず、「今日は一緒に飲むことができない」ことが伝えられるといいでしょう。

⑱ レストランでワインもビールも100円

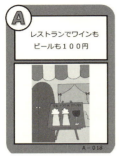

④の状況と同様、お得感から気が緩みそうになるのも仕方がありませんが、「長い目で見て高くつきそう」と考えましょう。具体的な対処として、メニューを下げてもらったり、看板の見えにくい席を選んだりするといいでしょう。

⑲ 居酒屋の前を通ったとき、おいしそうにのんでいる人がいる

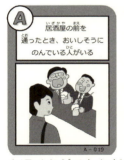

⑧同様、視覚・聴覚的な刺激で、脳が勝手に反応することで飲みたくなることがあります。⑯同様、楽しそうな雰囲気も飲みたくなる刺激になるでしょう。「居酒屋の前は横を見ながら歩く」「居酒屋前を通る時はサングラスをかける・帽子を深くかぶる」など、カードなしでの対処も考えてみましょう。

⑳ 飲み屋のマスターやママに会いたくなったとき

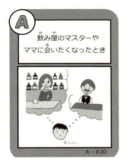

いつも通っていた場所には顔なじみの人たちがいて、以前感じていた安心感を得られるのではないかと考えることは少なくありません。こうした場合、安心を提供してくれる人にすぐさま連絡とれるようにしたいですね☆

㉑「おいしいお酒が手に入ったんだよ」というおさそいの電話

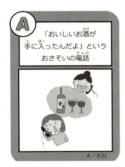

「おいしいお酒☆」というフレーズだけで、飲んだ後の快感を思い出すということがあります。また、誘ってくれた人の魅力にも左右されるのでしょうが、「一緒に飲もう！」という状況は⑰にも通じるような状況です。会ってしまうと断りきれなくなるかもしれませんし、おいしいお酒を目の当たりにすると飲みたくなるかもしれません。具体的には「誘ってくれてうれしい」「電話してくれてありがとう」などと、感謝を伝えつつ、残念ながら今は応じることができないことを丁寧に伝えるとよいでしょう。

㉒ **家族とケンカした！**

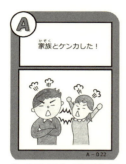

イライラすることや腹を立てることがあれば、飲みたくなる気持ちが強まります。よく用いられる対処は、「距離をとって冷静になる」につきます。この際に飲酒せずに、だれかに助けを求め、自分の思いに耳を傾けてもらうことができると安心することができるでしょう。

㉓ **お花見のとき「今日ぐらいいいじゃない」とステキな相手に誘われた**

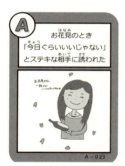

素敵な相手の誘いほど断りにくいものはないのかもしれませんが、涙をのんでお断りする勇気をもつよりは、「他の何かを一緒に楽しむ」ことで乗り切ることができないかを考えてみましょう。余裕があれば、「今日だけで済まなくなっちゃうんだよ～」って伝えてみることができるといいのかもしれません。

㉔ 今日はあついなぁ～

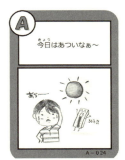

⑬同様、特に注意したいのが、真夏よりも予想外の5月や10月に意表をつかれるような日が挙げられます。対処として、水筒に氷やお茶を入れて持ち歩く、帽子をかぶる、アイスを食べる、ことなどが挙げられます。これから暑くなってきそうな季節に事前に準備しておくとよいでしょう。

㉕ 本日のカード

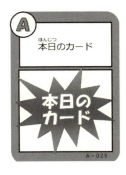

ご自由に♥

・事前に話しあって決めておくといいでしょう。

・最近飲みたくなった時のことを話すことができれば採用してみましょう！

薬　物

① 売人から「安くするよ」と電話がかかってきた

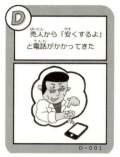

売人と携帯電話の番号を交換しておいて、使いたくなったときに連絡を取って購入していた人を想定しています。使いたいけど使わずに頑張っている時に、安価に薬物を手に入れられる誘いがあると、使いたくなってしまうものです。

② 給料日

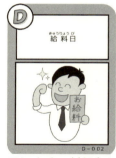

違法薬物は希少価値が出るほど高価ですから、まとまったお金が手に入ったときにしか手に入れることができない記憶がよみがえります。使いたい欲求が高まっているところに、十分なお金が手に入ったときは使うリスクが高いことが知られています。対処として「(売人が現れる)暗くなる前に家に帰る」「1万円札を財布に入れない・即貯金」「おいしいものをたべる」「誰かと一緒に過ごす」など、有効なお金の使い方を事

前に考えておきたいものです。

③ 病院で採血のときに注射器をみた

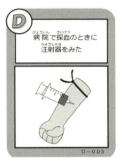

覚せい剤を水に溶いたものを注射して使っていた人は、注射器を見ただけで使いたくなることがあります。駆血帯（血の流れを止めるために腕に巻くもの）で腕を縛られたり、針が刺さる感覚なども使っていた感覚を呼び起こすので、採血は危険だという人も多いです。今後の生活において、採血をせざるを得ない時が訪れるでしょうし、実際にどう対処するか準備しておきましょう。

④ 外国産ミネラルウォーター

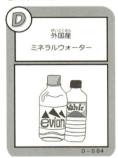

ミネラルウォーターを見ると覚せい剤の粉を水に溶いて、注射器に入れて打ったことを想起する人がいます。和名のものより、かっこいい外国産の方を使用していた人のほうが多い印象があるため、「外国産」と設定しているわけです。こんな

些細な刺激でも脳は使用した際の快楽を思い出し、再使用の危機につながることがありますので、予防できるとよいでしょう。

⑤ 薬物使用仲間からの電話

かつて一緒に薬物を使用していた仲間から一緒に薬物を使わないかと連絡が入ったとき、仲間に会えるうれしさも伴い、誘いに乗りたくなることもあるでしょう。自分が使いたいかどうかだけではなく、使用しないとノリが悪いように見られてしまったり、嫌われることをおそれてしまい使う場合があります。このように薬物依存症を抱える人は、他人に過剰に気を遣ったり、自分の考えや気持ちを表出しない人も多く、なかなか誘いを断りにくいようです。

第3部　ARASHI（アラーシー）ゲームマニュアル

⑥ テレビで芸能人が薬物使用で逮捕された

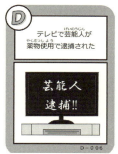

テレビに実際の薬物（モザイクがあってもみえると話す患者さんは結構多いように思います）が映る機会が多くなり、薬物の映像を見たことから脳が勝手に反応して使いたい欲求が高まる人がいます。また、コメンテーターや街ゆく人々の「そんなものに手を出す奴が悪い」といった意見を聞いて、社会に受け入れられないような感覚から悲しくなる人も多いようです。「有名人が捕まった時はテレビをつけない・ニュースは見ない」など、対処を考えておきましょう。

⑦ 警察特番のテレビでパッケージがうつる

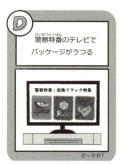

⑥同様パケが映るシーンや使ったときの体験談を語る人が現れることもあり、使いたい欲求が高まる人がいます。警察特番を観ないという対処法もあるでしょうが、こうした番組が大好きな人にとってはなかなかつらいものがあります。
このような番組だけではなく、薬物取引などを扱うような刑事

注）このイラストにもモザイクがかかっています

もののドラマや映画も似たようなシーンが採用されており、この対処を応用できるでしょう。

⑧ 体重がふえたからやせたいと思ったとき

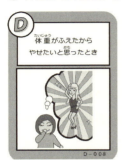

覚せい剤などの興奮する系の薬物は、「食事もとらずに物事に集中して、夜も眠らず動き続けられるやせ薬」として違法に販売されていることがあります。薬を使わなくなってからきちんと食事をとるようになり、健康になったと考える反面、自分に自信が持てない人ほど外見を気にしてしまい、太ってしまったと嘆く方も多くおられます。

⑨ 薬を使用したことを疑われたとき

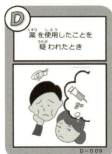

頑張っているときに疑われると悲しいものですが、一方で疑わざるを得ないほどの行動をそれまでとってきたことのつけが回ってきているというとらえ方もあるかと思います。ついつい攻撃的に返してしまいがちですが、「心配してくれてあ

りがとう、もし使うことがあったら助けてね」、「単に調子いいだけよ」などと、攻撃的ではない返答を考えてみましょう。

⑩ 夢の中で使ってしまった・・・

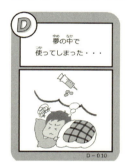

ダイエット中の人が食べる夢を見たり、禁煙中の人がタバコを吸う夢を見たりするように、薬物をやめて間もない時期に使用した夢を見ることがあります。回復初期は正常な回復過程で見るものであり、むしろ好ましいものと考えられている場合もあります。その反面、やめてしばらくたってから見る夢は再使用の危機を予見すると言われますが、ただの言い伝えであって医学的根拠は存在せず、何回夢の中で使っても現実には使っていないというとらえ方が重要です。「使ったかもしれない」と不安になりますが、現実では大丈夫で安全な体験であるとイメージできるようになれば、今後は恐れなくても大丈夫になります。

⑪ 仲間が再使用で入院した

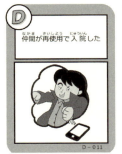

再使用したことを正直に打ち明けたこと、そして治療しようと思って入院を決断したことなど、素晴らしい点はたくさんありますが、それはともかく仲間が薬物を使用したことで動揺することもあるでしょう。裏切られたような思いや、大事な時に力になれなかった無力感に襲われることもあるでしょう。しかし、薬物依存症に限らず、治療において大事なことは何回失敗したかではなく、現在立ち上がって歩き出そうとしているかどうかです。失敗したことを責めるよりも、回復に向かって歩き出していることを認めていけるといいですね。

⑫ 昔かくしていたネタをぐうぜん発見した

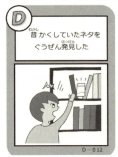

そのネタが高価であれば高価であるほど、もったいない気持ちを誘発して、使う絶好のチャンス！といきたいところではありますが、当然ながら使わないための工夫を事前に決めておくとよいでしょう。

⑬ 水タバコを紹介しているテレビ番組をみた

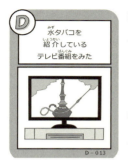

水タバコは重厚感のある豪華な装置を使って吸引することから、マリファナなどの吸引系の薬物を使っていた方は、使いたい欲求が高まりやすくなります。吸引して使用していなかった方は、自分の使っていた薬物を使用している映像を観ることと同様の体験であると考えて、どう対処するか考えてみましょう。

⑭ 将来、日本で多くの薬物が合法化になったら！？

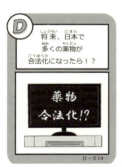

つらい時に助けてくれた薬物を合法的に使えるのであれば…といった誘惑が浮かんでくるでしょうが、同時に脳は法律に関係ないということを忘れないでください。つまり、合法化されたからといって脳が受けるダメージは変わらないのですから、それを認識したうえで薬物を使うのかやはり使わないでおくのかを考える必要があります。もちろんこうした悩みを自分一人で決めるのではなく、仲間の意見にも耳を傾けながら決

めていくことを体験できる機会になるでしょう。以前なら「日本で薬物が手に入りやすくなるパラダイスが到来するわけですね！」と思ったはずの現象を、いまつらく感じることができているのであれば、自分が変わったことをきっと実感できる状況なのかもしれません。

⑮ 薬物を使っていたことで差別をうけた

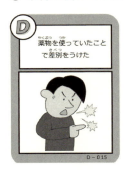

薬物を使ったら廃人になるといった類の啓発（けいはつ）の影響で、興味本位で手を出す人を少なくする効果はあるのかもしれませんが、実際に薬物を使っていた人にとっては社会に受け入れられない感覚を抱くという弊害（へいがい）を招いてしまいます。

＊国連薬物・犯罪事務所（UNODC）の作成している World Drug Report2016 によると、過去1年間にドラッグを使用した人のうち、使用障害に至る人は 11.7％ です。つまり、一度使用した人でも、関連する問題が生じる人は約9人に1人にしか過ぎないのです。

⑯「もともと使うことが違法なのにやめてエラそうにするな！」と言われた

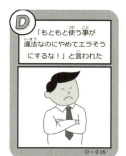

使わずにはいられなかった事情を知ろうともせず、やめるに至る努力を想像しようともしないくせにエラそうにするな！と逆に言い返したいところですね。こうした状況を経験している人は思いのほか多く、「余計に使いたくなった！」経験でもあることが多い印象があります。しかし、社会から薬物に対する偏見をより少なくしようと思えば、スマートに乗り切りたいところです。

⑰ 急にひとりですごすヒマな時間ができた

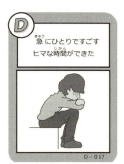

やることがなく一人でいるときは再使用のリスクが高いことが知られており、一人になりがちな時間には積極的に誰かと会うなど、計画を入れるとよいとされています。だからといってヒマになる時間を完全に排除できるわけはなく、そのときにどう乗り切るかをあらかじめ考えておくとよいでしょう。

⑱ しっている売人がよくいた場所を通った

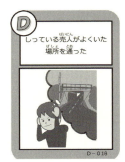

いつも買っていた場所を通ることは使っていた当時の感覚を思い出して使いたくなるものです。思いのほか急激に浮かんでくるという体験をする人が多い印象です。できるだけ通らないようにする、いつも売人と会っていた場所からは目を背けて通るなどが一般的な対処法でしょう。

⑲ 臨時収入！

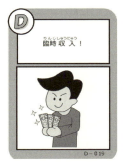

自由なお金が手に入ると「薬物を買うことができる！」という感覚がよみがえったりします。お金を持たないようにして過ごすという対処も役には立ちますが、持った上でどう対処するのかについて考えてみるとよいでしょう。

（アイテムカードの100万円が出現するかもしれませんしね☆）

⑳ 思っていることが言えない

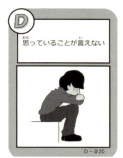

そもそも薬物依存症を抱える人は、思っていることを表現できずため込んでしまう傾向が強く、そのつらさに対処するために薬物を習慣的に使っていたというパターンの人が多いと言われています。思っていることを安心して言えるようになることが回復への一番重要な道であると言っても過言ではありません。

㉑ とても強い孤独感

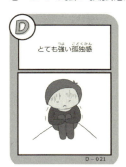

孤独な時に薬物を使用したくなるということはよく知られた事実です。そもそも孤独感を紛らわす対処の一つとして使っていた面があり、⑰同様、誰かに助けを求めることが重要になってきます。「お気に入りの写真を見る」「好きなお笑い動画を見る」など自分なりの対処を準備しておくとよいでしょう。

㉒ 家族の小言 「ちゃんとやっているのかしら？」

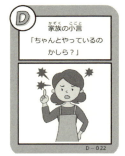

これまでの生活で迷惑をかけてきたという自覚があるからこそ、小言を言われても言い返しにくいところはあるかと思いますが、同時に言われなくても頑張っているという思いも浮かんでくるでしょう。腹が立つと使いたくなる気持ちが強くなりますが、距離をとって冷静になることがよく使われる対処法です。

㉓ おなかがすいた～

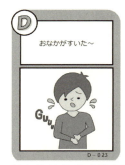

おなかがすくと使いたくなることは昔から知られている事実であり、いつからか「空腹になることを避け、何か食べられるものを持ち歩く」という対処はとても有名なものです。特に空腹でイライラしやすい人はなおさらのようです。軽くて持ち歩ける食べ物を話題にするのも役に立つことでしょう。

㉔ とてもつかれた・・・

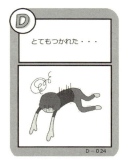

疲れた時に使っていた記憶から使いたい欲求が高まることがあります。また、覚せい剤があればもっと多くの仕事を片付けられるのにという思いになることもあるでしょう。まずはゆっくり休んで無理をしすぎていないかチェックして、さまざまな対処について話し合うとよいでしょう。

㉕ 本日のカード

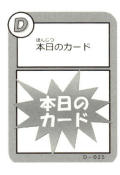

ご自由に♥

・事前に話しあって決めておくといいでしょう。

・最近使いたくなった時のことを話すことができれば採用してみましょう！

ストレス全般

以下の状況はいずれにおいてもストレスが増えやすい状況を想定しています。

① いやなことをわすれたい

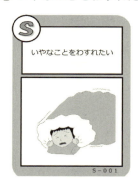

② 歯がいたい

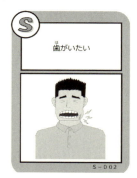

③ 体調がわるい

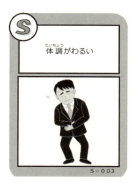

④ がんばっている自分を
　みとめてくれない

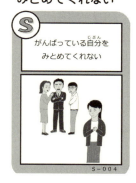

⑤ 仕事で理不尽な目にあった

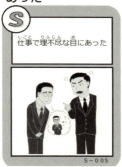

⑥ いやなやつと口論した

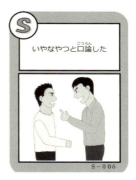

⑦ 診察がみじかい

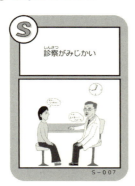

＊無茶な指令のこと。

⑧ 上司のムチャぶり＊

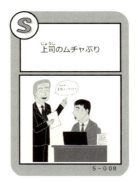

⑨ 家族から冷たい言葉を
　かけられた

⑩ 外来の待ち時間がながい

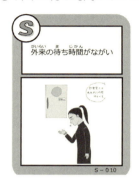

⑪ 失恋した・・・

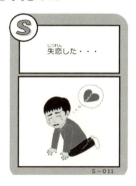

⑫ 自分ばかり損している

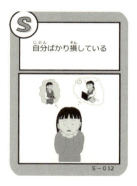

⑬ すれちがった友人がそっけない

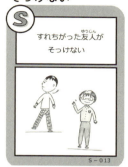

⑭ ほしいものがあるのにお金がない

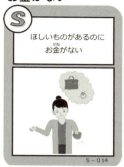

⑮ 仲間・恋人とケンカした

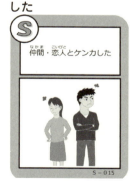

⑯ ねむれない・・・

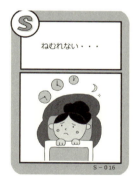

⑰ 居場所がない

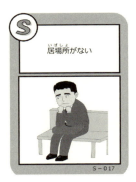

⑱ いやな依頼をことわる
ことができない

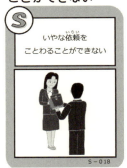

⑲ 周囲の人に「たすけて」
と言えない

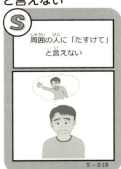

⑳ 自分のかんがえをうまく
相手に伝えられない

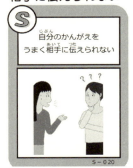

㉑ なんか我慢してばかり

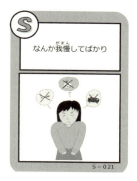

㉒ おみくじで凶がでた

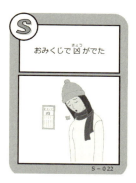

㉓ 蚊にさされた

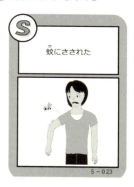

㉔ 頭がいたい

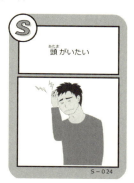

㉕ **本日のカード**

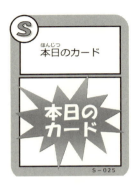

ご自由に♥

・事前に話しあって決めておくといいでしょう。

・最近ストレスを感じた時のことを話すことができれば採用してみましょう！

第3部　ARASHI（アラーシー）ゲームマニュアル

アイテムカードの紹介

① パソコン

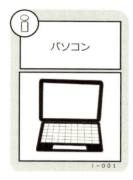

② メモ帳

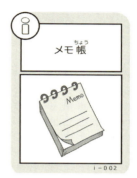

③ ケイタイ電話

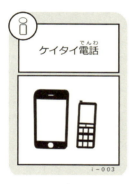

④ 100万円

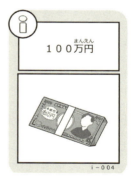

⑤ **犬**

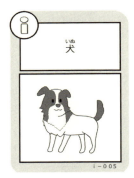

⑥ **せっけん**

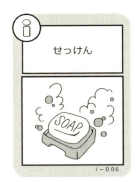

⑦ **ボール**

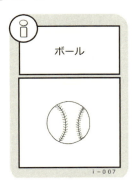

⑧ **サングラス**

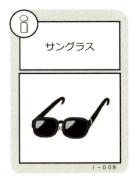

⑨ 医療スタッフ

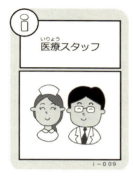

⑩ 天然水

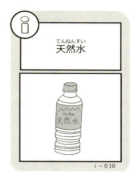

⑪ カロリーゼロ炭酸飲料

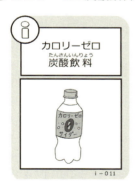

⑫ せんす

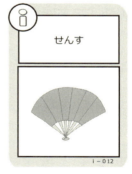

⑬ 自動車

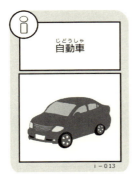

⑭ 自転車

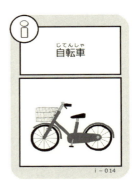

⑮ ガム

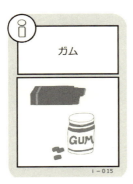

⑯ 500円玉

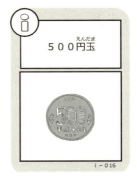

⑰ かがみ

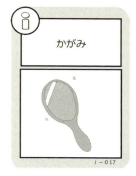

⑱ お米

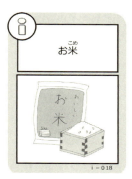

⑲ ボールペン

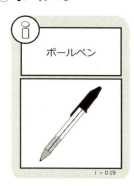

⑳ レモン

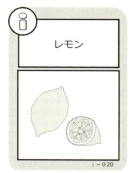

㉑ タオル 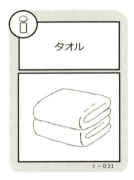 ㉒ 写真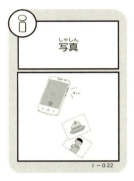

㉓ 治療薬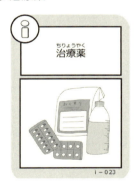

第3部　ARASHI（アラーシー）ゲームマニュアル

㉔ **スペシャルアイテム
カード　2枚**

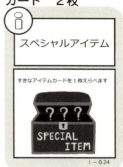

（P.135 参照）

㉕ **おたすけカード　4枚**

（P.135 参照）

＊上記の2種類は何枚用いるか自由に設定していただいて結構です。

印刷用のカードと取扱説明書について

　三重県立こころの医療センターのwebサイトにおきまして、印刷用のカードと使い方を記載した取扱説明書を随時無料でダウンロードできるようにしております（http://www.pref.mie.lg.jp/KOKOROHP/HP/000183407.htm）ので、訪れていただくか、「ARASHI（アラーシー）」で検索してください。

　本ツールは平成28年度厚生労働科学研究費補助金　障害者対策総合研究事業（障害者政策総合研究事業（精神障害分野））「アルコール依存症に対する総合的な医療の提供に関する研究」の分担研究「アルコール依存症の実態に関する研究」（責任者：長徹二）の一環として作成されております。そのため、本ページからのダウンロードおよびダウンロードした文書の印刷は自由ですが、営利目的での使用は固くお断りいたします。

　なお、本ツールをグループ療法（集団治療）として使用する場合のグループ療法マニュアルもございますので、所属機関名、責任者のお名前、住所、電話番号、メールアドレスを記載していただき、arashi.group.therapy@gmail.com まで、「グループ療法マニュアル希望」とタイトルに入れて、メールにてお問い合わせください。どうぞよろしくお願いいたします。

本ツールに関するお問い合わせ：

三重県立こころの医療センター

Tel. 059-235-2125　長 徹二（ちょう てつじ）

(おまけ) ARASHI（アラーシー）誕生秘話

　我々は依存症をもつ人が抱える「生きづらさ」に関する研究の結果をどう生かすのかを悩んでいました。そんなある日、研究仲間との何気ない会話から生まれました。「ミーティングのマンネリ化が解消できればいいのに…」というつぶやきに、巨大サイコロを振って出た目に応じて話す、テレビ番組発祥のサイコロトークならどうか？という提案がでました。「サイコロだと6通りだけど、某芸人主催のトーク番組は正20面体ですよ！…パターン増やすなら指数関数ですかね？」こんな話題になったら、このチームの想像力、もとい迷走力は抜群でした☆

　多くの仲間と助け合う要素を実感し、さまざまな危機を嵐のように乗り越えてきたこのチームならではの創造のARASHIは、こうした試行錯誤の末に完成しました。

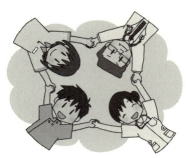

第3部　ARASHI（アラーシー）ゲームマニュアル

ARASHI作成委員（50音順）

＊は編集委員も兼任

☆はイラスト委員も兼任

池田俊一郎（いけだ しゅんいちろう）
　関西医科大学　精神神経科学教室

板橋登子（いたばし とうこ）
　地方独立行政法人　神奈川県立精神医療センター

射場亜希子（いば あきこ）＊
　兵庫県立姫路循環器病センター
　兵庫県立ひょうごこころの医療センター

江上剛史（えがみ たかし）
　三重県立こころの医療センター

太田千代（おおた ちよ）☆
　三重県立こころの医療センター

蒲生裕司（がもう ゆうじ）
　天紀会　こころのホスピタル町田

久納一輝（くのう かずき）
　三重県立こころの医療センター

小林桜児（こばやし おうじ）
　　地方独立行政法人　神奈川県立精神医療センター
佐久間寛之（さくま ひろし）*
　　国立病院機構　久里浜医療センター
眞城耕志（しんじょう こうし）
　　岩出こころの診療所
角南隆史（すなみ たかし）
　　地方独立行政法人　岡山県精神科医療センター
高橋伸彰（たかはし のぶあき）
　　佛教大学　教育学部臨床心理学科
田中増郎（たなか ますお）*
　　信和会　高嶺病院 / 慈圭会　慈圭病院
田中大輔（たなか だいすけ）
　　尚生会　湊川病院 / 幸地クリニック
長徹二（ちょう てつじ）*☆
　　三重県立こころの医療センター
辻村理司（つじむら さとし）
　　横浜市立大学　医学部精神医学教室
鶴身孝介（つるみ こうすけ）
　　京都大学　大学院医学研究科脳病態生理学講座（精神医学）

中西伸彰（なかにし のぶあき）☆

　三重県立こころの医療センター

中野温子（なかの はるこ）

　京都医療少年院

中牟田雅子（なかむた まさこ）

　信和会　高嶺病院

野田龍也（のだ たつや）

　奈良県立医科大学　公衆衛生学講座

橋本望（はしもと のぞむ）

　地方独立行政法人　岡山県精神科医療センター

濱本妙子（はまもと たえこ）*

　三重県立こころの医療センター

早坂透（はやさか とおる）*

　福島県障がい者総合福祉センター

福田貴博（ふくだ たかひろ）

　佐賀県医療センター好生館

別所和典（べっしょ かずのり）

　尚生会　湊川病院

牧野有華（まきの ゆか）☆

　三重県立こころの医療センター

水野晃治（みずの こうじ）
　東京薬科大学　薬学部生化学教室
武藤岳夫（むとう たけお）
　国立病院機構　肥前精神医療センター
矢崎太郎（やざき たろう）☆
　三重県立こころの医療センター
湯本洋介（ゆもと ようすけ）
　国立病院機構　久里浜医療センター

あとがき

　お酒は数千年も前から存在し、人類の生活や文化の中に大きな影響を与えてきました。成人にとっては身近な飲み物ですが、そのメリットばかりが強調されてデメリットを知る機会は少ないように思います。正しい知識を得る機会がないままにお酒に関連する疾患にかかってしまう人が多く、私たち医療者は胸を痛めてきました。同時に、アルコール医療にかかわる人がこのテーマで啓発する機会があれば、逆にその害ばかりが強調されてきた経緯もございます。双方共に間違ったことを伝えているわけではないのでしょうが、"強調"するがゆえに、その伝聞が誤解を招いたり、俗説を作り上げてきた可能性は否定できません。そのため、市民のみなさまにバランスのとれた情報をわかりやすく、丁寧にお伝えすることを狙いとして、第1部を作成いたしました。

　第2部はアルコール依存症という疾患により焦点を絞り、その治療や予防など、保健・医療に関連する情報が中心になっています。アルコール関連問題を抱えている人の診療に携わっていると、「自ら健康を害する者をどうして助けるのですか？」というご意見を頂戴します。私も医師になりたての頃に、そう思っていたこともありました。でも、そう思っていた頃の治療

は散々でした。「治療はアルコールを断つしかない」と正論を振りかざして、その"正しい"治療に合意しない患者さんは病院を去っていきました。断酒治療に合意していた患者さんも、多くの人がそのうち、「本当はこっそり飲んでいます」と口にするようになり、断酒している患者さんに「お酒をやめて体は楽になったけど、こころはちっとも楽になっていません。むしろ、苦しくなった」と言われる始末でした。

　そして、多くの患者さんに教えていただいたことは、断酒している間も飲みたい気持ちが続いている反面、飲んでいる時もやめたい気持ちがあるということでした。一見すると、この「飲みたい」気持ちと「やめたい」気持ちは矛盾するように思われがちですが、いずれの気持ちも本音であり、どちらか一方の行動を選択するのは至難の業なのです。つまり、断酒が続いている患者さんも、「病気ならば健康のためには仕方がない」「この人のためならやめよう」などと考えて、「やめたい」の気持ちがほんの少しだけ勝っているだけなのかもしれないという視点を持てるようになりました。今思えば当たり前の事なのですが、ずっと習慣的に使用してきたものを今日からいきなり完全に断つという治療方針をすんなり受け入れられるのであれば、誰も苦労しないということでした。皆様も今日から自分の好きな何かを一つ、完全に断つことができますでしょうか？

あとがき

　もう一つ大事な点が私には欠けていました。それは、アルコール診療をしている仲間にたくさん出会い、お互いの体験を語り合ううちにはっきりしたものになっていきました。それは、「ただ飲みたくて飲んでいただけではない」ということです。医療的には"正しい"方法ではなかったにせよ、"自己治療的な対処"として飲酒し、つらい現実に直面しないで過ごしてきた患者さんが相当数いるということでした。そして、そんなつらい現実を一時的には助けてくれたお酒が少しずつ害をもたらすようになり、その頻度が増え、いつしかコントロールを失うようになるという過程がわかってきました。こうしたことを考えるうちに、お酒をやめることでさらに生きづらくなる患者さんのことがより理解できるようになり、飲む・飲まないという2分法にとらわれることなく、その人が生活で困っていることを理解してかかわる臨床習慣が身につきました。

　その結果、アルコール関連問題を抱える人が、根底に抱えている生きづらさについて語ってもらえることが増え、疾患の本質はこのあたりにあるのではないかと考えるようになりました。そして、本書の作成メンバーである全国の仲間たちと多施設研究で「アルコール依存症を抱える人は、生きづらさを抱えている」ことを確認するに至りました。さらに、私の拙い臨床経験に基づく仮説でしかありませんが、生きづらさを抱えた人は飲

酒や薬物使用、食べ吐き、そして自傷や問題行動などで対処したり、さまざまな身体症状や不安・抑うつ症状などで表現していると考えるようになりました。こう考えてかかわることにより、診断は違えど、多くの精神疾患の治療基本はほぼ変わりないのではないかとも考えています。最後になりますが、この春に完成した、アルコール・薬物使用障害の診断治療ガイドラインにおいても、「治療の継続が重要」であり、「使用量低減も治療目標になりうる」と記載されるに至りました。

本書には、さまざまな対処方法をなるべく具体的に記載しました。この冊子があなたやあなたの身近な人たちにとって、お酒との付き合い方や関連する問題について考えていただくきっかけになることを願っております。アルコール依存症を抱える人は、お酒の問題だけでなく、その根底に潜むさまざまな生きづらさを抱えていることを皆様に理解していただくことが、本書の重要なポイントなのです。私たち作成委員は、お酒に関連する問題や困難を抱えている人達への治療や研究に従事しておりますが、医療だけでは完結しえない多くの問題があることを実感しております。こうした問題を解決すべく、私たちは今後も精一杯努力をし、皆様ともいろいろな形で連携をとらせていただければと考えております。本書が、皆様のお役にたてまし

あとがき

たら幸甚です。

　最後になりますが、当初は保健・福祉・医療関係者向けのまとめだけを作る予定だったところに、「市民向けもあった方がいい」とご助言下さった肥前精神医療センターの杠岳文院長先生、若い同世代で仲間をたくさん作って、一人ではできない仕事に挑戦するよう、いつもご助言・ご支援くださる久里浜医療センター樋口進院長先生、北仁会幹メンタルクリニック齋藤利和院長先生に感謝申し上げたいと思います。本当にありがとうございました。そして、本書を一緒に作成した仲間たちにもお礼を伝えたいと思います。「みなさまのおかげで、少し生きづらかった私の臨床も豊かになりました。アフリカのことわざにこんなメッセージがあります。"If you want to go fast, go alone. If you want to go far, go together." もっと遠くに少しずつ進んでいこうね♥」（せっかちな人が多い気もしますが…）

三重県立こころの医療センター
長　徹二

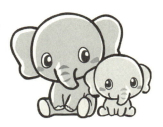

[監修] 樋口 進（ひぐち・すすむ）

現職：独立行政法人国立病院機構久里浜医療センター院長。昭和54年東北大学医学部卒。米国立保健研究所留学、国立久里浜病院副院長などを経て現在に至る。WHO研究・研修協力センター長。WHO専門家諮問委員、WHO依存フォーラム議長（2017年）、厚生労働省アルコール健康障害対策関係者会議会長、厚生労働省依存検討会（2013年度）座長ほか。国際アルコール医学生物学会（ISBRA）前理事長（2018年大会長）、日本アルコール関連問題学会理事長（2017年大会長）、国際嗜癖医学会（ISAM）アジア太平洋地区代表（2014年大会長）、国際行動嗜癖学会理事（ISSBA, 2019年大会長）ほか。

[著者] 長 徹二（ちょう・てつじ）

三重県立こころの医療センター診療部次長。三重県立看護大学臨地准教授。日本アルコール・アディクション医学会評議員。認定NPO法人日本若手精神科医の会（JYPO）多職種連携・教育委員会委員長。飲酒運転の調査を行い、内閣府「常習飲酒運転者の飲酒運転行動抑止に関する調査研究」委員会のヒアリング委員、三重県飲酒運転ゼロをめざす条例の県議会公聴会の代表参考人を務めた。断酒3本柱に関する調査や依存症を抱える人の生きづらさに関する多施設研究など、本書籍を作成した仲間と共に研究し、治療ツール「ARASHI（アラーシー）」を作成している。東日本大震災後に宮城県石巻市での医療支援を継続しており、アルコール関連問題の研修に関する介入研究で、平成27年度日本精神神経学会の国際学会発表賞を受賞している。

市民のための
お酒とアルコール依存症を
理解するためのガイドライン

2018年2月16日初版第一刷発行
監　修：樋口　進
著　者：長　徹二
発行者：中野　淳
発行所：株式会社 慧文社
　　　　〒174-0063
　　　　東京都板橋区前野町4-49-3
　　　　〈TEL〉03-5392-6069
　　　　〈FAX〉03-5392-6078
　　　　E-mail:info@keibunsha.jp
　　　　http://www.keibunsha.jp/
印刷・製本：モリモト印刷株式会社
ISBN978-4-86330-188-7
落丁本・乱丁本はお取替えいたします。

慧文社の医学関連書籍

これならできる！
看護師のメンタルヘルス対策ハンドブック

堤明純・著

定価：本体900円＋税

肉体的にも精神的にも過酷な看護の現場。職業性ストレスの専門家が、職場環境の改善などについてわかりやすく解説。病院経営者や事務職、看護師長や主任はもちろん、新人看護師にもおすすめ！

増補版　今若者が危ない性感染症
青少年のための性感染症の基礎知識

石和久・著

定価：本体900円＋税

アナタのそばにも忍び寄る脅威…近年、若年層にまで感染が広がり深刻化している性感染症（STD）。その実態と危険性、そして予防・対処法などの正しい基礎知識を、青少年とその保護者のために分かりやすく解説。

カウンセリング論
看護師による「カウンセリング事例」集

北島謙吾・編

定価：本体2000円＋税

摂食障害、行為障害、気分障害、身体表現性障害、アルコール関連障害などをとり上げ、当事者だけでなくその家族へのカウンセリング過程を紹介。カウンセラーとクライエントが人間的に成長してゆくことを目指す。

あなたは笑って大往生できますか

朝日俊彦・著

定価：本体1500円＋税

がん告知を始め、学会報告、全国での講演会などで、終末期医療についての認識を広める活動を行う著者が、医師としての自らの経験を基に、「うまく死ぬ」ことの大切さとその工夫を伝授！

〒174-0063　東京都板橋区前野町4-49-3　TEL03-5392-6069 Fax03-5392-6078
http://www.keibunsha.jp/　　E-mail:info@keibunsha.jp

慧文社

全国の書店やネット書店、TRCや小社などでお求めいただけます。

慧文社の医学関連書籍

透析医・峰充子の
Ｂ型肝炎感染防止対策
医療現場へのメッセージ

夏　知眞理・著

定価：本体1800円＋税

原因不明のＢ型肝炎集団感染発生、相次ぐ死者！
その感染の謎を暴く本格医療小説！
「推理小説」にして最高の透析医療「啓発書」！

急変なし長生き元気の
血液透析の実際
透析文化支援システムの構築を目指して

矢花眞知子・著

定価：本体2500円＋税

最新のエビデンスを透析医療の現場にフィードバックして、
患者・家族の皆様から医療従事者まで、誰も苦しまない
「急変なし長生き元気」の血液透析を実現！

ペットボトルはペットのボトル
誰も苦しまない長生きのための
血液透析入門書

矢花眞知子・著

定価：本体1800円＋税

「急変なし」、「長生き」、「元気」になるための血液透析の受け方と
日常生活の送り方を、透析専門医が最新のエビデンスに基づき、
様々なエピソードを交えながら、分かりやすく解説。

知りたい！医療放射線

早渕 尚文／井上 浩義・編

定価：本体2000円＋税

放射線の歴史の「光と陰」、放射線の基礎知識、CT、PETなどの放射線診断、
がんの放射線治療など、放射線医療の基礎知識を分りやすく解説した
最新の入門書！レントゲン技師を目指す方、放射線治療に関心のある方にも！

〒174-0063　東京都板橋区前野町4-49-3　TEL03-5392-6069 Fax03-5392-6078
http://www.keibunsha.jp/　　E-mail:info@keibunsha.jp

慧文社　全国の書店やネット書店、TRCや小社などでお求めいただけます。

―――― 慧文社の新シリーズ ――――

『日本禁酒・断酒・排酒運動叢書』

「酒害」と戦い続けた慧眼の持ち主は、我が国にも多数存在した。
そのような先人諸賢の言葉に謙虚に耳を傾け、今後一助となるよう、
広く古今の名著を収集して編纂されたものである。(本叢書編者:日高彪)

1　日本禁酒史

藤原　曉三・著
（解題：日高彪）

定価：本体6000円＋税
ISBN978-4-86330-180-1
2016年12月刊

禁酒運動は西洋からの押しつけ？ その誤解を糺す！ アルコール入りのお神酒は本来的ではなかった
など、驚きの事実とともに、日本古来から脈々と続く禁酒の歴史をひもとく。

2　増補版　安藤太郎文集

安藤　太郎・著
（解題：伊東裕起）

定価：本体6000円＋税
ISBN978-4-86330-181-8
2017年5月刊

幕末に箱館戦争で戦い、その後日本禁酒同盟会の初代会長となった外交官・安藤太郎。
「禁酒の使徒」と呼ばれた彼が残した貴重な資料を、大幅増補して復刊！

3　仏教と酒　不飲酒戒史の変遷について　藤原　曉三・著

予価：本体6000円＋税
ISBN978-4-86330-182-5
2017年8月刊

仏教は本来禁酒である。五戒にも「不飲」の戒を持つ仏教がいかにしてその戒律を守ってきたか。
あるいは守っていない状態にあるのか。仏教の視点から禁酒を読み解く一冊。

4　根本正の生涯―微光八十年

石井　良一・著

予価：本体6000円＋税
ISBN978-4-86330-183-2
2018年刊行予定

未成年者喫煙禁止法および未成年者飲酒禁止法を提唱し、成立させた男、根本正。
義務教育の無償化、国語調査会とローマ字調査審議会の設置などに尽力した根本の貴重な伝記。

5　禁酒叢話

長尾　半平・著

予価：本体6000円＋税
ISBN978-4-86330-184-9
2018年3月刊行予定

日本禁酒同盟（日本国民禁酒同盟）の理事長を二度務めた長尾半平。
彼が四十年にわたって書き溜めた数々の論考を一冊にまとめた貴重な書！ 禁酒家や研究者必携！

（各巻Ａ５判上製クロス装函入）
定期購読予約受付中！ (分売可)

※定価・巻数・およびラインナップには、変更が生じる
場合があります。何卒ご了承下さい。

小社の書籍は、全国の書店、ネット書店、ＴＲＣ、大学生協などからお取り寄せ可能です。
（株）慧文社　〒174-0063　東京都板橋区前野町4-49-3
TEL 03-5392-6069　　FAX 03-5392-6078　　http://www.keibunsha.jp/